DE

L'INFLUENCE DE LA GOUTTE

SUR LES

AFFECTIONS ET LES OPÉRATIONS DE L'ŒIL

PAR

François GAUTÉ

DOCTEUR EN MÉDECINE DE LA FACULTÉ DE PARIS

Ancien interne des hôpitaux de Toulouse,
Lauréat de l'École de médecine de Toulouse (3e année),
Ancien externe des hôpitaux de Paris.

PARIS

ALPHONSE DERENNE

52, Boulevard Saint-Michel, 52

1881

DE

L'INFLUENCE DE LA GOUTTE

SUR LES

AFFECTIONS ET LES OPÉRATIONS DE L'ŒIL

PAR

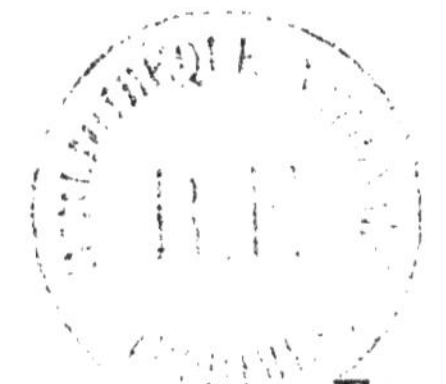

François GAUTÉ

DOCTEUR EN MÉDECINE DE LA FACULTÉ DE PARIS

Ancien interne des hôpitaux de Toulouse,
Lauréat de l'École de médecine de Toulouse (3ᵉ année),
Ancien externe des hôpitaux de Paris.

PARIS

ALPHONSE DERENNE

52, Boulevard Saint-Michel, 52

1881

A MON PÈRE ET A MA MÈRE CHÉRIS

A MES EXCELLENTS FRÈRES ET SOEURS

A MES PARENTS ET A MES AMIS

A MES MAITRES DANS LES HOPITAUX DE TOULOUSE

MM. CAUBET, JANOT, NOGUÈS ET RIPOLL

Internat 1876-1877.

A MES MAITRES DANS LES HOPITAUX DE PARIS

M. A. GOMBAULT

Médecin de l'hôpital Baujon.

Externat 1879.

M. E. DELENS

Chirurgien de l'hôpital Tenon,
Professeur agrégé à la Faculté de médecine de Paris.

Externat 1880.

A MON PRÉSIDENT DE THÈSE

MONSIEUR LE PROFESSEUR VERNEUIL

Professeur de clinique chirurgicale à la Pitié.
Officier de la Légion d'honneur
Membre de l'Académie de médecine, etc.

L'INFLUENCE DE LA GOUTTE

SUR LES

AFFECTIONS ET LES OPÉRATIONS DE L'ŒIL

INTRODUCTION

QUELQUES CONSIDÉRATIONS SUR LA GOUTTE

Le 17 janvier de cette année, dans son discours d'ouverture, M. le professeur Duplay traçant l'histoire des principales conquêtes de la chirurgie contemporaine disait : « Les beaux travaux de M. Verneuil nous ont montré l'influence considérable qu'exercent les diathèses et les états constitutionnels sur la marche et la terminaison des maladies et nous ont donné l'explication des désastres chirurgicaux dont la raison nous échappait autrefois. » En effet chez un diabétique, un albuminurique par exemple, une plaie, un phlegmon, une fracture n'évolueront pas souvent de la même manière que sur un sujet sain. D'autre part une lésion ou une affection chirurgicale, présentent-elles des caractères anormaux, n'obéissent-elles pas aux lois qui président à leur marche naturelle vers la guérison, l'esprit du chirurgien doit être mis en éveil : un mauvais état général du malade, voilà ce qu'il lui faudra immédiatement soupçonner.

Or dans les derniers temps de nos études médicales, en suivant la clinique de notre savant maître le Dr Galezowski qui nous a toujours témoigné une bienveillance pour laquelle nous tenons à le remercier ici, nous avons été frappé des particularités que présentent certaines affections de l'œil, nous avons également été frappé de voir combien ces affections sont fréquentes chez les goutteux.

En nous servant de nos observations, de celles que nous avons trouvées dans les recueils de la science et des cahiers d'observations que M. Galezowski a bien voulu mettre à notre disposition, nous avons songé à établir dans notre thèse qu'un lien étroit unit certaines affections de l'œil à la goutte et que celle-ci exerce aussi en certains cas une influence incontestable sur les opérations pratiquées sur cet organe. Puissions-nous montrer dans cette étude que nous n'ignorons pas le conseil donné par M. Verneuil (1). « Il faut éviter les erreurs du *post hoc, ergo propter hoc* et penser toujours à des coïncidences fortuites et à des affections intercurrentes. »

Qu'est-ce donc que la goutte à laquelle nous faisons jouer en ces circonstances un rôle si considérable ?

Nous ne nous attarderons pas à exposer ici son histoire ; mais il est deux faits sur lesquels nous voulons insister : remarquons en premier lieu que la goutte est, de l'aveu de

1. Du traumatisme. *Revue mensuelle de médecine et de chirurgie* (janvier 1881).

tous, une affection constitutionnelle dont un des caractères les plus importants est un excès d'acide urique dans le sang. Et puis s'il est vrai qu'elle se traduit le plus habituellement par des fluxions se faisant dans les articulations métatarso-phalangiennes des gros orteils, le fait n'est pas constant.

Des affections viscérales diverses, tel est en effet le masque dont elle se revêt fréquemment. Quelquefois ces affections coïncident ou alternent avec les symptômes articulaires. Mais en quelques circonstances, ces fluxions ou affections viscérales restent l'unique expression de la maladie. C'est ce que Trousseau appelait la goutte larvée.

L'estomac est de tous les viscères celui qui est le plus souvent frappé et l'on a pu dire avec juste raison que la goutte est à l'estomac ce que le rhumatisme est au cœur. Les intestins, le foie, les reins, le système circulatoire, le système nerveux, la peau peuvent être aussi le siège de ces manifestations. Qui ne sait, pour ne citer que les plus fréquentes d'entr'elles, que l'asthme, la migraine, l'angine de poitrine, l'eczéma sont souvent de nature goutteuse. Pourquoi certaines lésions ou affections de l'œil ne prendraient-elles pas une place à côté d'elles ?

Que dire maintenant de l'influence de la goutte sur les opérations de l'œil ? Il n'y a rien là qui doive nous surprendre. Ne savons-nous pas que diverses affections générales telles que le diabète, l'albuminurie, la goutte elle-même (1) impriment en certains cas une marche particulière aux traumatismes chirurgicaux on accidentels de l'or-

____

1. Charcot. *Leçons sur les maladies des vieillards.*

ganisme? Pourquoi ce qui est vrai du tout ne s'appliquerait-il pas à une de ses parties? D'ailleurs ce sont les faits qui nous conduiront à la démonstration; et nous avouons ne que sans eux ces vues *a priori* n'auraient pas grande importance.

Beaucoup d'auteurs, tels que Sichel et Boujot Saint-Hilaire, ont employé le mot arthritisme comme synonyme de goutte; pour eux des ophtalmies arthritiques ne sont autre chose que des ophtalmies goutteuses mais d'autres médecins, à la tête desquels se place surtout Bazin, lui donnent une autre signification et entendent par là toutes les maladies dans lesquelles les articulations sont atteintes, maladies parmi lesquelles on doit citer surtout la goutte et le rhumatisme. Aussi pour notre part, sauf le cas de citation des auteurs, afin d'éviter toute confusion, nous nous servirons toujours du mot goutte « mot admirable, dit Trousseau, parce que, quel que soit le sens que lui aient primitivement attaché ceux qui l'ont inventé, il n'en a plus d'autres aujourd'hui que celui de la chose à laquelle on l'applique. »

Ces préliminaires posés, jetons un coup d'œil sur les travaux publiés sur ce sujet : des faits isolés, voilà tout ce que nous avons pu recueillir; d'œuvre d'ensemble il n'y en a point.

HISTORIQUE

De tous les auteurs anciens qui ont traité de la goutte, tels qu'Hippocrate, Celse, Arétée de Cappadoce, Galien et

Alexandre de Tralles, Aétius d'Amida est le premier qui ail mentionné la relation qui existe entre la goutte et certaines affections de l'œil : il dit en effet qu'il survient quelquefois chez les goutteux une affection douloureuse de l'iris dans la partie circulaire qui entoure la prunelle. Il ajoute que ces malades voient aussi une tache voltiger devant l'œil, fait qu'il considère comme très singulier.

A partir de cette époque jusque vers la fin du xviii° siècle la question en reste au même point. On ne trouve rien à cet égard ni dans Paul d'Egine, ni dans les écrits des médecins arabes Avicenne, Serapius, Mesué, ni dans ce traité de la goutte dédié à l'empereur Michel Paléologue et qui a été écrit au milieu ou vers la fin du xiii° siècle par Démétrius Pépagomène, ni même dans l'immortel ouvrage de Sydenham.

La première observation d'ophtalmie goutteuse que nous ayons ensuite à signaler, c'est Morgagni qui l'a recueillie sur lui-même. Il en parle dans sa treizième et sa cinquante-septième lettre. Nous trouvons ensuite quelques faits du même genre dans les ouvrages de Starck, Barthez, Stoll, Rush, Scudamore, Beer, Guilbert, mais ces auteurs ne fixant pas leur attention d'une façon spéciale sur ces affections oculaires disent simplement qu'on les rencontre dans la goutte et ils les rangent sous la rubrique d'ophtalmies goutteuses ; quelquefois ils parlent de quelques troubles visuels, mais voilà à quoi se bornent toutes leurs connaissances sur ce sujet.

Sichel père est ensuite celui qui s'est le mieux occupé des affections de l'œil relevant de la goutte. Il publia sur cette question quelques leçons intéressantes dans la *Gazette des Hôpitaux* de 1836, Bourjot Saint-Hilaire aborde aussi le même sujet dans une monographie dont on retrouve l'analyse détaillée avec longues citations dans la *Revue médicale* de 1837. Mentionnons encore un mémoire de Sichel sur le glaucome (1), quelques chapitres des ouvrages de Mackensie et Lawrence. Malheureusement une certaine confusion règne dans ces travaux, surtout pour ce qui a trait aux affections du fond de l'œil.

A partir de cette époque tous les auteurs qui s'occupent de la goutte reconnaissent la possibilité de complications oculaires. Citons parmi les auteurs les plus recommandables :

Galtier-Boissière. *Thèse, Paris 1859.*

Graves. *Clinique médicale.*

Robertson. *The nature and treatment gout.*

Garrod. *La goutte, sa nature, son traitement.*

Trousseau. *Clinique médicale.*

Charcot, *Leçons sur les maladies des vieillards.*

Jaccoud et Labadie-Lagrave. *Article goutte du Dictionn. pratique.*

En 1874, M. Denis, dans sa thèse inaugurale, a attiré l'attention sur certaines variétés d'irido-choroïdites. La plupart des traités actuels des maladies des yeux insistent beaucoup sur l'origine goutteuse d'un grand nombre d'entre elles. N'oublions pas de donner dans cet historique une place à la thèse de M. Hybord sur le hona ophtalmique. Mentionnons un travail de Hutchinson (2) sur les connexions

1. *Annales d'oculistique.*, t. VI, 1842.

2. Report of the forms of eye diseases which occur in connection with rheumatism and gout ophthalm. Hospit. Reports. 1875.

des ophtalmies avec la goutte, et enfin deux mémoires de
M. Galezowski (1), l'un sur la migraine ophtalmique,
l'autre sur les cataractes (2).

La science est très pauvre en documents relativement à
l'influence de la goutte sur les traumatismes chirurgicaux
de l'œil. Quelques phrases de William Budd, reproduites
dans les leçons de M. Charcot et la thèse d'agrégation de
M. Berger, constituaient les seule notions que l'on possédât
sur ce sujet. Cela peut s'expliquer par deux motifs : d'abord,
parce que le traumatisme suit très souvent chez les goutteux,
ainsi que le dit M. Berger, une marche normale, et surtout
parce que l'attention du monde médical n'avait pas été
suffisamment attirée sur ce point, mais une communication
importante de M. Galezowki, au Congrès de Milan, a montré
que des complications spéciales peuvent se produire sur les
goutteux consécutivement à l'extraction de la cataracte.

DIVISION DU SUJET

La goutte peut affecter presque toutes les parties cons-
tituantes de l'œil, bien qu'elle ait, cependant, une certaine
prédilection pour la sclérotique et l'iris. Passons donc en
revue ces diverses localisations. Les paupières fixeront
d'abord notre attention, puis nous passerons aux membranes du milieu de l'œil, en procédant autant que possible

1. *Archives de médecine*, 1878.
2. *Annales d'oculistique*, 1880.

des parties superficielles aux parties profondes. L'étude des affections des nerfs et des muscles viendra ensuite : enfin, c'est à l'endroit du traitement que nous parlerons de l'influence de la goutte sur la marche des opérations pratiquées sur l'œil.

1° *Paupières.*

A. *Tophus.* — Les paupières peuvent devenir le siège de concrétions tophacées. Ideler (1), dans son mémoire sur la goutte, rapporte qu'il a vu des tumeurs tophacées sur les oreilles, les paupières, et les ailes du nez. Plater, dit Trousseau, raconte avoir donné des soins à un malade dont tout le corps était parsemé de semblables dépôts et « qui en avait jusque sur les paupières. » M. Charcot nous apprend qu'il a observé des faits semblables. Ces dépôts ne présentent rien de spécial à signaler. Toutefois, il se pourrait, comme cela arrive sur d'autres régions, que leur présence finisse pas irriter les téguments qui les recouvrent. La peau prendrait, alors, une teinte violacée, s'amincirait, s'ulcèrerait, mais on en reconnaîtrait facilement la cause par ce fait qu'au fond de cette ulcération habituellement indolente et fongueuse, on aperçoit à découvert les dépôts calcaires qui se détachent avec la pointe d'un instrument.

Si ces tophus venaient à faire saillie du côté du globe de l'œil, ils pourraient amener une irritation continue aboutissant à une conjonctivite catarrhale ou purulente. Le meilleur parti à prendre consisterait alors à enlever cette épine inflammatoire.

1. *Journal d'Hufeland* (1802).

B. — Nous citons, d'après Graves, un gonflement spécial de la face et en particulier des paupières, apparaissant et disparaissant très rapidement chez un sujet atteint de goutte, gonflement qui, selon cet auteur, se produit sous l'influence de l'état constitutionnel.

Observation I (Empruntée à Graves).

Un de mes clients éprouve, pendant un certain temps, de l'abattement et de la faiblesse, puis surviennent des spasmes, de la douleur et un sentiment de plénitude dans l'estomac. Après quoi, la douleur gastrique disparaît et la face se tuméfie sur différents points. Le gonflement commence ordinairement sur le front, puis il envahit les joues et les yeux. Le malade éprouve d'abord la sensation que causerait un léger courant d'air dirigé contre la face, puis il lui semble recevoir une chiquenaude, ou être piqué par une mouche ; s'il se regarde alors dans la glace, il s'aperçoit tout à coup qu'une tumeur se forme dans la région frontale : en moins d'une heure cette tumeur arrive à la grosseur d'un œuf de pigeon, puis elle descend, c'est l'expression même de ce gentleman, jusqu'à ce qu'elle soit venue fermer les yeux. Des tumeurs du même genre ont apparu également sur divers points du corps. De plus, et ce n'est pas là le caractère le moins surprenant, ces tumeurs disparaissent au bout de quelques heures, et le jour suivant on ne trouve pas trace de leur existence.

Graves, ajoute : « C'est un exemple très net de phlegmasies locales passagères, survenant sous l'influence de la diathèse goutteuse. »

Musgrave (1) parle d'un vieux goutteux dont la pau-

1. *De Arth. anorm.*, p. 131.

pière supérieure fut douloureusement tourmentée par une goutte manifeste qui se changea en goutte de l'épaule et ensuite en podagre.

C. *Blépharite glandulaire chez « les arthritiques. »* — Nous lisons dans les Leçons de Sichel : « Une blépharite glandulaire tout à fait semblable à celle des scrofuleux, affecte souvent les personnes qui ont des ophtalmies arthritiques, principalement à l'âge critique dans lequel les affections de l'enfance, comme on le sait, se montrent souvent de nouveau. »

Nous ne saurions adopter qu'avec de grandes réserves les conclusions de l'auteur, car il ne cite aucune observation à l'appui. En second lieu, il ne décrit à ces blépharites aucun signe spécial qui montre qu'il y a bien là une influence de la goutte. D'ailleurs, pareil fait ne se trouve consigné dans aucun ouvrage, et pour notre part, nous n'avons jamais rien observé de semblable.

D. — En revanche, nous avons observé deux fois de l'eczéma localisé chez les paupières, chez des sujets goutteux. En trois ans, M. Galezowski en a noté cinq cas.

2° *Conjonctive.*

La goutte peut exercer son influence sur la conjonctive de plusieurs façons.

a. — Dans certains cas, la conjonctivite se range parmi les prodromes de la goutte. Ce qui montre jusqu'à l'évidence qu'elle est bien sous sa dépendance, c'est qu'elle

1. *Gazette des Hôpitaux* (1836).

disparait au moment où éclatent les symptômes articulaires. La première observation mentionnée dans la science a été recueillie par Morgagni sur lui-même.

OBSERVATION II (Empruntée à Morgagni).

Lorsque j'étais affecté d'une inflammation et presque déjà d'un chémosis des deux yeux dont j'ai fait mention ailleurs, et qu'après avoir inutilement employé tous les autres remèdes, je sentais moi-même et mes amis me confirmaient qu'il ne fallut plus différer la saignée, j'eus l'idée d'essayer avant qu'on ouvrît la veine, si un pédiluve joint à des frictions légères faites sur les pieds, me procureraient assez de soulagement. Comme ces moyens furent mis en usage à l'entrée de la nuit, voilà qu'une douleur du gros orteil avec le métatarsien annonce une goutte, laquelle augmentant un peu pendant la nuit, diminua aussitôt l'inflammation des yeux et l'enleva les jours suivants.

Scudamore dit aussi avoir constaté le même fait. Enfin, Galtier-Boissière rapporte dans sa thèse qu'il l'a observé sur son père et sur un autre goutteux dans ces mêmes conditions.

b. — Chez d'autres sujets, des conjonctivites rebelles se lient à la goutte. Voici ce que nous lisons dans Charcot (1) : « Les affections des yeux dans le rhumatisme aigu sont rares : mais il en est tout autrement dans le rhumatisme subaigu et dans le rhumatisme chronique et la goutte; il s'agit en général d'une iritis ; mais il peut exister aussi des conjonctivites rebelles. On constate souvent une alternance évidente entre les phénomènes oculaires et les affections des jointures.

1. *Leçons sur les maladies des vieillards.*

Garrod exprime aussi la même opinion.

c. — L'état constitutionnel peut encore mieux imprimer son cachet, pour ainsi dire, à l'inflammation de la conjonctive : en effet Robertson (1) rapporte cinq cas de conjonctivite goutteuse, dans lesquels *des dépôts d'urate de soude* s'étaient produits dans la trame même de la conjonctive.

d. — Enfin une observation de M. Guéneau de Mussy (2) nous montre qu'il n'est pas jusqu'à certaines formes d'ophtalmies, comme l'ophtalmie blennorrhagique par exemple, qui ne subisse l'influence de l'état constitutionnel.

OBSERVATION III (Empruntée à Guéneau de Mussy).

J'ai rapporté à la société médicale des hôpitaux l'observation d'un jeune homme de constitution lymphatique, né d'un père goutteux. A la suite d'une blennorrhagie il eut une attaque de rhumatisme musculaire généralisé avec cette forme molle, atonique, sédentaire, subchronique de congestions articulaires qu'on a donnée comme la caractéristique du rhumatisme blennorrhagique. La maladie dura au moins trois mois et fut compliquée d'une ophtalmie des plus graves, offrant les mêmes caractères de résistance et de chronicité, affectant à la fois la conjonctive, la cornée, l'iris et la choroïde.

Deux autres fois ce malheureux jeune homme, sous l'influence de nouvelles blennorrhagies, parcourut la même odyssée pathologique ; et ces trois fois il faillit perdre la vue qui se rétablit cependant malgré

1. *The nature and tealment of gout.* London 1865.
2. *Leçons cliniques sur le traitement du rhumatisme* (Union médicale, 1873).

le pronostic fatal d'un célèbre oculiste qui voulait lui pratiquer l'iridectomie.

Mais les années suivantes, deux fois aussi sous l'influence de simples refroidissements, sans l'intervention de cause vénérienne, le rhumatisme se produisit sous la même forme, avec les mêmes complications et eut la même durée. Après la guérison, j'envoyai ce jeune homme une première fois à la Malou, et l'année suivante à Luchon. Depuis lors il a joui d'une santé excellente, et ses yeux ont recouvré une acuité inespérée, après des atteintes aussi répétées et aussi profondes.

J'ajouterai que le père avait eu pendant plusieurs années au printemps des iritis périodiques qui avaient remplacé des lumbagos périodiques et qu'il a eu depuis lors d'autres manifestations goutteuses qui se sont terminées par une affection cardiaque et des hémorrhagies cérébrales.

Réflexions. — Les esprits les plus sceptiques seront forcés de voir là plus qu'une coïncidence dans cette répétition et cette ténacité de l'affection et surtout dans l'influence si remarquable du traitement qui s'adresse à la constitution générale. On ne peut pas objecter que ce soit là une complication de la blennorrhagie, car la marche des ophtalmies blennorrhagiques est bien différente d'ordinaire, et de plus dans les deux dernières atteintes, il n'y avait pas de blennorrhagie. Évidemment ce jeune homme était atteint d'un rhumatisme goutteux auquel il était prédisposé de par l'influence héréditaire.

3° *Cornée*

Leucome de nature calcaire, lié à la goutte.

a. — Nous avons eu deux fois l'occasion d'observer un leucome de la cornée d'une nature spéciale, voici les faits,

OBSERVATION IV (personnelle).

Bataille Victor, âgé de 58 ans, expose très bien les divers détails, de son affection. D'abord étudiant en pharmacie et préparateur d'un cours de chimie en province, il a fait ensuite l'achat d'une fabrique de produits chimiques. Depuis douze ans, il s'est lancé dans diverses autres entreprises. Il nous avoue s'être livré habituellement à des excès de table : ce qui joint à une prédisposition héréditaire, lui a valu déjà plusieurs attaques de goutte. Ses urines renferment un très-riche dépôt d'urates. Pas de syphilis.

Il y a douze ans, il s'aperçut que son acuité visuelle diminnait sensiblement dans l'œil droit, mais il n'éprouvait ni douleur ni photophobie, ni larmoiement. Un an après même symptôme dans l'œil gauche. Les deux cornées, nous dit-il, avaient perdu leur transparence sur une partie plus ou moins étendue. D'ailleurs, encore une fois, pas de trouble fonctionnel, sauf l'abaissement de l'acuité visuelle.

Notre malade s'adressa aux oculistes les plus distingués de Paris qui tous portèrent le diagnostic : *Kératite interstitielle double.* Au mois de mars 1870, M. de Weker pratiqua même sur l'œil droit l'iridectomie.

Depuis sept ou huit ans les taches cornéennes sont à peu près restées stationnaires, sans disparaître ni augmenter d'une façon notable. L'acuité visuelle est également restée dans la même proportion.

Dans ces derniers temps il s'est présenté à la clinique de M. Galezowski et voici ce que nous avons constaté. Suivant le diamètre transversal et au milieu de la cornée sur les deux yeux, il y a une opacité blanc-grisâtre, se trouvant disposée dans la partie correspondant à la fente interpalpébrale ; au-dessus et au-dessous le reste de la cornée conserve sa transparence. L'altération est plus étendue sur l'œil droit où elle a débuté. Vue à la loupe cette tache paraît très-superficielle, sans intéresser les parties profondes de la cornée.

Diagnostic de M. Galezowski. — Dépôt spécial sur la lame antérieure de la cornée.

Ce dépôt ayant résisté à toutes les médications instituées depuis si longtemps, M. Galezowki se décide à pratiquer l'abrasion de la cornée. Pour ce faire, après avoir préalablement appliqué le blépharostat et fixé l'œil à l'aide de la pince, il enlève toute la lame opaque avec le couteau de Beer. La cornée étant transparente au-dessous, le sujet retrouve au moment même de l'opération, son ancienne acuité visuelle.

Pendant quelques jours application de vaseline sur l'œil. Au bout de six semaines le malade revient ; résultat vraiment merveilleux. La cornée est parfaitement transparente et a son poli comme sur un œil normal.

Le mardi 8 février même opération sur l'œil gauche. Le resultat a été aussi satisfaisant que possible. Les deux yeux offrent maintenant sur notre sujet leur aspect normal.

Nature du dépôt. — L'examen microscopique et chimique des lamelles fait par M. Latteux, a montré que ce leucome est constitué par un dépôt de substances calcaires dans les cellules de la lame de Bowmann. Ce dernier auteur a signalé un dépôt à peu près semblable dans les lamelles antérieures de la substance propre de la cornée, mais non dans les cellules de la lame à laquelle il a attaché son nom.

OBSERVATION V (personnelle).

Félicité P..., 61 ans. Atteinte de rhumatisme goutteux depuis l'âge de 43 ans. Tophus dans les oreilles. Son père et son frère sont également goutteux.

Son œil gauche est devenu il y a huit mois le siège d'une opacité ayant suivi la même marche et donné lieu au même trouble fonctionnel que dans l'observation précédente : ses caractères, sa disposition sont absolument les mêmes.

Œil droit atteint de l'opacité trois mois après. L'altération y est moins avancée; sauf ce fait, on ne saurait saisir entre les deux yeux aucune différence.

Même traitement institué, même résultat.

. Enfin, dans les cahiers d'observation de M. Galezowski, nous relevons deux faits du même genre chez des sujets également goutteux.

Réflexions. — Que conclure de ces observations ? Cette altération étant extrêmement rare, puisque les auteurs n'en parlent pour ainsi dire pas, et se présentant ici sur des sujets atteints de goutte, ce n'est pas dépasser les règles d'une juste induction que de les rattacher l'une à l'autre. La marche chronique, la nature du leucome ne plaident-ils pas en faveur de cette opinion?

Ce dépôt calcaire, siégeant dans les cellules de la lame de Bowmann, commence d'abord par un des deux yeux, n'envahit l'autre qu'au bout d'un temps assez long. Il s'accroît d'une façon extrêmement lente. Au moment où il semble complet, il offre la forme d'une bande transversale n'intéressant point les parties supérieure et inférieure de la cornée, qui sont habituellement recouvertes par les paupières.

Aucun trouble fonctionnel ne s'ensuit, sauf la diminution de l'acuité visuelle proportionnelle à l'opacité du leucome. Ces opacités ont résisté à tous les traitements institués (pommade à l'oxyde jaune, douches oculaires, iodure de potassium, etc.).

Le diagnostic est facile à établir à l'aide de la loupe et de l'éclairage oblique. Cette conformation particulière, l'envahissement successif et très lent des deux yeux, viendront considérablement en aide au cas où l'on aurait quelque hésitation.

Quant au traitement, les résultats si brillants obtenus par M. Galezowski, nous montrent quel est le meilleur.

b. — La cornée peut être le siège d'une inflammation de nature goutteuse, mais, chose remarquable, celle-ci rarement primitive, est presque toujours consécutive à la sclérite. C'est la conclusion des observations que nous allons citer en traitant des sclérites.

c. Kératite ponctuée postérieure. — Cette affection est constituée par la présence de petits points blancs grisâtres, très près de la membrane de Descemet, disposés à la partie inférieure de la cornée en forme de triangle dont le sommet est dirigé en haut.

Elle est très rare et cependant en trois ans M. Galezowski en a observé six cas chez des goutteux. Ce qui montre bien que la goutte n'est pas étrangère à son développement. D'ailleurs elle paraît n'être que consécutive à des ulcérations des parties profondes, car trois fois il y avait en même temps de l'iritis et deux fois de l'irido-choroïdite. Dans un fait seulement l'altération de la cornée existait seule. Sur ces cinq cas, la guérison a été deux fois obtenue par le salicylate de soude.

4° Sclérotique et tissu cellulaire épisclérotical.

a. Inflammation. — Ici se placent trois observations personnelles. Exposons-les d'abord, nous verrons ensuite quels enseignements elles nous offrent.

Observation VI (personnelle)

Episcléro-kératite de nature goutteuse.

Le nommé B... Joseph, âgé de 43 ans, demeurant à Pourgoint près de Chartres, se présente à la clinique le 29 janvier 1881.

Antécédents héréditaires inconnus.

A l'âge de 18 ans, il a été atteint de fièvre typhoïde.

A 26 ans, il a eu une dyspepsie flatulente avec pyrosis et éructations gazeuse, toujours sans vomissements, dyspepsie] quiarésisté à toutes les médications et s'est continuée jusqu'à ce jour avec des alternatives d'amélioration et d'aggravation. Depuis lors douleurs courtes, lancinantes dans les bras, les jambes, le dos, l'abdomen. Ces douleurs sont très mobiles et durent à chaque attaque pendant deux ou trois jours.

A diverses époques il a souffert de l'articulation du genou, nous y constatons les signes de l'arthrite sèche. Depuis deux ans, à plusieurs reprises, douleur avec rougeur et gonflement dans le gros orteil du pied droit, au niveau de l'articulation métatarso-phalangienne. Cette douleur durait plusieurs jours.

Il y a deux mois, après la disparition d'une attaque de goutte il a éprouvé dans l'œil gauche une sorte de démangeaison mais sans douleur. A ce moment il n'a rien remarqué d'anormal. Ce n'est que depuis trois semaines qu'il a observé une tache à l'union de la cornée avec la sclérotique.

D'ailleurs pas de larmoiement, pas de photophobie. Il peut lire, même le soir à la lumière, sans être incommodé. Depuis, la tache semble avoir légèrement augmenté.

Nous constatons en effet une tache à l'union de la sclérotique avec la cornée à la partie supérieure de celle-ci, tache de couleur rougeâtre de forme circulaire ayant 7 à 10 mm. de diamètre. Elle est convexe et immobile : elle ne se déplace pas avec la conjonctive comme cela a lieu pour les vésico-pustules qui prennent naissance sur celle-ci.

De plus il existe à son voisinage des vaisseaux flexueux, dilatés, violacés, formant comme un pinceau irrégulier, venant aboutir à cette tache.

Diagnostic.

Episcléro-kératite gauche.

Traitement. — 1° Appliquer de petits vésicatoires répétés sur la tempe; 2° instiller deux fois par jour le collyre à l'atropine (2 centigr. pour 10 gr. d'eau), le soir un goutte de collyre à l'ésérine (même formule); 3° maintenir sur l'œil pendant 1/4 d'heure des compresses chaudes; 4° prendre tous les jours un paquet de salicylate de soude, 2 gram. Donner 12 paquets.

Le 22 février le malade revient. La tache a notablement diminué et semble en voie de résolution. La même médication est continuée et nous conseillons au malade de se représenter à la clinique au cas où l'altération ne semblerait pas suivre une marche favorable, chose qu'il nous promet formellement. Depuis lors nous ne l'avons plus revu qu'au 2 mars. La guérison est complète.

OBSERVATION VII

Scléro-kératite goutteuse.

La nommée Nadeaud Annette, demeurant à Aubusson, âgée de 44 ans. Elle a eu ses règles pour la première fois à 18 ans, depuis quelque temps il y a une certaine irrégularité dans leur apparition qui n'a eu lieu que tous les deux ou trois mois, avec douleurs très vives. A l'âge de 23 ans, elle a été d'une atteinte migraine qui ensuite est revenue périodiquement au moment des époques. En 1878, elle a été tourmentée par une sciatique caractérisée par les points trochantérien fémoraux et surtout péronier et qui persiste encore en présentant par intervalles des exacerbations notables. Sur le visage éruptions successives d'eczéma. Son père était goutteux, pour elle jamais d'attaque franche de goutte mais des tophus sur les articulations des gros orteils. Pas d'antécédents syphilitiques.

Affection oculaire. — Il y a 4 ans, apparut pour la première fois sur l'œil gauche une tache rouge livide vers la partie supérieure de la sclérotique. Cette rougeur ne causant ni larmoiement ni aucun autre symptôme pénible ne la préoccupa nullement. Après s'être spontanément atténuée pendant quelque temps, elle augmenta de nouveau d'une façon notable, puis cette tache s'est rapprochée de la cornée et celle-ci a été peu à peu couverte d'un nuage de plus en plus opaque.

Il y a trois ans environ, début de l'affection dans l'œil droit, où elle a d'ailleurs suivi une marche absolument semblable. Bref le nuage cornéen est devenu de plus en plus intense dans les deux yeux et la malade, ne voyant plus les objets qu'à travers un brouillard, s'est décidée à venir se faire traiter à Paris.

Le 15 février 1881. — Nous constatons les faits suivants : œil gauche, cornée trouble, opaque dans les trois quarts supérieurs à la partie inférieure bande transparente. Iris très difficile à apercevoir à travers ce brouillard sclérotique, des vaisseaux se dessinent dans son épaisseur venant aboutir à cette opacité. Ces vaisseaux ne disparaissent pas complètement à la pression. Ils sont larges ; pas de saillie à la surface de la sclérotique. Acuité visuelle. Cette dame voit la main passer devant les yeux mais ne peut arriver à compter le nombre des doigts qu'on lui présente, pas d'autre trouble fonctionnel.

Œil droit. — Absolument les mêmes altérations, mais à un degré un peu moins avancé.

Traitement. — Iridectomie à la partie inférieure sur l'œil droit. Instillations d'atropine et ésérine. Prendre tous les jours un paquet de salicylate de soude, 2 grammes. Au bout de huit jours l'acuité visuelle a un peu gagné de ce côté; la malade commence à distinguer le nombre des doigts qu'on fait passer devant ses yeux.

25 février. — Iridectomie sur l'œil gauche également à la partie inférieure, même traitement consécutif.

Dix jours après, elle distingue de cet œil les gros objets qu'on lui présente tels que les mains, un verre. Il semble que l'opacité soit arrêtée dans sa marche et qu'elle diminue même légèrement.

OBSERVATION VIII (personnelle).

Sclérite suivie d'iritis.

Clémentine Gigon, institutrice, 50 ans. Très sujette à des douleurs rhumatoïdes masculaires ainsi qu'aux migraines. Père goutteux. Chez elle dépôts tophacés sur l'index et le petit doigt des deux mains. Dépôt de sable rouge dans l'urine. Pas de syphilis.

Elle n'a jamais eu à se plaindre de la vue, sauf au commencement de décembre, elle a observé dans l'œil gauche une rougeur vineuse à la partie supérieure de la sclérotique; d'ailleurs pas de trouble fonctionnel.

Ce n'est que depuis vingt-quatre heures qu'elle éprouve des douleurs dans l'œil et autour de l'orbite. Alors seulement, 25 janvier, elle vient consulter M. Galezowski. L'examen montre l'existence d'une iritis récente qui est venue compliquer la sclérite ce qui a débuté au mois de décembre. Cette iritis n'offre rien de spécial sauf qu'au moment où la malade se présente à nous, il existe déjà des synéchies.

Traitement. — Collyre à l'atropine. Salycilate de soude 2 gr. par jour. Injections de pilocarpine. Lunettes en forme de coquille, teinte fumée au dehors.

2 *février.* — Sous l'influence de ce traitement l'état de la malade s'est singulièrement amélioré. Les douleurs se sont reproduites à quatre ou cinq reprises, mais vont en s'atténuant. L'iris reprend peu à peu sa teinte normale ; mais les synéchies persistant, M. Galezowski prescrit de mettre alternativement les collyres à l'atropine et à l'ésérine.

18 *février.* — Guérison à peu près complète. Toutefois on constate encore quelques synéchies.

Observation IX (Empruntée à Lawrence).

Sclérite arthritique.

Un individu me consulta pour une violente affection rhumatismale qui avait son siège au pied, au genou, à la main avec une douleur assez vive au dos et une grande excitation générale. Les parties que je viens d'indiquer présentaient tous les signes extérieurs de ce qu'on appelle le rhumatisme goutteux. Un traitement antiphlogistique actif, suivi de l'emploi de colchique et d'autres moyens fut promptement suivi de succès.

Quelque temps après le malade m'appela pour me dire qu'il souffrait des yeux sans trop savoir quelle en était la cause. J'examinai ses yeux avec attention et je n'y pus rien découvrir mais bientôt la lumière devint insupportable. Quoique la conjonctive ne fût pas injectée, la sclérotique au contraire présentait un aspect rouge livide, comme voilé, dont la couleur terne et flétrie contrastait singulièrement avec la rougeur éclatante de l'œil dans l'ophtalmie ordinaire. Les vaisseaux de cette membrane se trouvaient partiellement injectés. La rougeur se terminait avant le contour de la cornée, de sorte qu'il y avait à la circonférence de cette membrane une zône blanchâtre aussi régulière que si elle eût été tracée avec un compas. Tel était l'aspect de l'œil : le malade n'éprouvait pas de douleur quand il se dérobait à la lumière mais le contact du jour lui devenait douloureux. Cet état dura deux à trois mois sans que l'inflammation parût s'étendre aux autres membranesde l'œil.

Traitement. — Sangsues, ventouses, vésicatoires, pilules de Plummer composées de calomel et soufre doré d'antimoine, que l'on essaya à la dose de 2 par jour pendant trois mois. On essaya également le quinquina sans succès. Mais il est bon de faire remarquer que cette maladie, d'ailleurs très opiniâtre, le devint encore davantage par la nécessité dans laquelle se trouvait le malade de travailler à la lumière, plus qu'il n'était convenable de le faire.

C'est probablement à une inflammation de la sclérotique ou peut être de la conjonctive que l'on doit rapporter une observation consignée dans les œuvres de Barthez. Il parle simplement d'ophtalmie, nous croyons qu'il sera intéressant de la citer à cause de la marche spéciale de l'affection.

Observation X (empruntée à Barthez)

Une dame fut attaquée d'une ophtalmie qui résista pendant quelques mois aux remèdes qui semblaient être les plus appropriés. M. Lorry jugea que cette ophtalmie avait une cause goutteuse et il la guérit par des remèdes qui déterminèrent la formation de la goutte aux pieds. Cette dame a été depuis sujette à diverses affections goutteuses ou néphré'iques.

Cette inflammation est signalée également dans l'observation déjà citée de Guéneau de Mussy.

Enfin nous lisons la phrase suivante dans le *Traité de la goutte* de Guilbert (1) : « Quant aux capsules viscérales il me semble que c'est surtout la sclérotique qui est affectée dans ces ophtalmies goutteuses dont parlent tous les auteurs qui ont écrit sur la goutte. »

Réflexions. — Les faits que nous avons cités tout au long offrent le type des affections goutteuses de la sclérotique. Envisagées au point de vue de leur siège anatomique ces affections sont de deux sortes : 1° la périsclérite ou ophtalmie sous-conjonctivale d'Ammon ; 2° la sclérite. Quant à leur symptomatologie, elle se trouve assez nettement tracée

1. Paris, 1880.

dans ces observations pour que nous regardions comme inutile d'en faire ici un exposé théorique.

Périsclérite. — Ce que nous voulons faire remarquer c'est que cette affection, qui reconnaît souvent pour origine la strume et quelquefois la blennorrhagie ou la syphilis, est ici évidemment liée à l'arthritisme. En effet, il est impossible de saisir chez notre malade aucune autre cause. Et puis comme seconde preuve n'y a-t-il pas le bénéfice considérable qu'elle a retiré du traitement? Si cette affection, ainsi traitée, a pu guérir en un mois alors que selon le témoignage des auteurs, elle suit une marche essentiellement chronique, nous devons sans doute attribuer ce résultat aux instillations d'atropine qui ont pour but de ralentir la circulation et de rétrécir le calibre des vaisseaux. Mais n'y a-t-il pas une large part à faire au salicylate de soude, dirigé contre l'état constitutionnel de la malade et qui a eu chez elle une action d'autant plus efficace qu'elle était vierge de tout traitement alcalin?

Il y a mieux : un des principaux caractères qui dominent, selon nous, la pathologie des affections goutteuses, c'est d'avoir une grande tendance à envahir successivement les deux yeux, surtout quand il n'y a pas de traitement institué. Le leucome que j'ai décrit nous en a fourni la preuve : nous en retrouverons la confirmation dans les affections que nous allons étudier ensuite (scléro-kératites, indo-choroïdites, glaucome, etc....). Généralement, l'affection n'atteint l'œil frappé en second lieu qu'un certain temps, au moins de un à plusieurs mois après le premier. Aussi est-il légitime de croire que notre malade n'a été préservée de la périsclérite sur l'œil droit que grâce à la médication spéciale qui a été immédiatement mise en œuvre.

Quant au point de départ de l'affection sur la sclérotique ou sur la cornée, cette observation nous montre que
les deux membranes ont été atteintes simultanément. Dans
les deux suivantes, nous voyons au contraire que la sclérotique a été la première malade et que l'altération de la
cornée n'est que consécutive. C'est là une règle générale.
Les auteurs de la fin du siècle dernier et du commencement
de celui-ci auxquels ce fait n'avait pas échappé l'expli-
quaient en disant que la goutte aime les tissus fibreux, que
dans les articulations c'est à eux qu'elle s'attaque, et que
dès lors il n'est pas étonnant que ce soit la sclérotique,
membrane éminemment fibreuse, qu'elle frappe de préfé-
rence.

Sclérites. — Mais d'autres conclusions découlent de nos
observations de sclérites. Dans les deux cas elle affecte une
marche chronique mais envahissante. Les faits observés par
M. Galezowski dans sa clientèle montrent que c'est ainsi
que les choses se passent à peu près constamment. Nous relevons en effet dans ses cahiers douze cas de sclérite et cinq
de scléro-kératite chez des goutteux. Or dans presque toutes
les observations de sclérites, nous voyons que l'affection
avait débuté depuis peu de temps généralement de quinze
jours à deux ou trois mois. Le nombre considérable de
scléro-kératites nous montre qu'à la longue la cornée est
rarement épargnée.

Cette kératite, comme dans notre observation VII, n'a-
mène ni douleur, ni photophobie. Le même fait se retrouve
dans la kératite accompagnant la périsclérite. Nous pouvons l'expliquer par deux motifs, d'abord en raison même

de la nature du processus pathologique qui consiste, selon Mackensie en une prolifération lente des fibres et ensuite parce que c'est la partie moyenne de cette membrane qui est surtout atteinte et que la partie superficielle où siègent les terminaisons nerveuses, reste indemne. On sait que c'est celle-ci qui est principalement affectée dans la kératite phlycténulaire si fréquente chez les enfants et qui leur cause de si vives douleurs.

Cette absence de douleurs est un des principaux signes fonctionnels : il appartient spécialement aux kératites goutteuses, rhumatismales et syphilitiques. Et comme ces kératites ont été précédées de sclérites, on trouvera là un élément important de diagnostic qui joint aux antécédents, à l'état général et à l'âge du sujet, ne laissera aucun doute dans l'esprit du médecin sur la nature du mal.

Notons également que la scléro-kératite a envahi les deux yeux, le droit un an environ après le gauche, et que la marche a été absolument la même de part et d'autre. Cette marche spéciale ne montre-t-elle pas jusqu'à l'évidence, l'influence d'un état constitutionnel ?

L'affection oculaire durant depuis trois ou quatre ans est ici trop invétérée pour que nous puissions faire grand fond sur le traitement. Très probablement l'affection que nous avons constatée ne fera pas de grands progrès. Toutefois il y a lieu d'espérer que la malade pourra facilement se conduire.

L'observation de Mme Gigon nous apprend que l'inflammation de la sclérotique peut se porter par voie de propagation jusqu'à l'iris. Cette complication est annoncée par les douleurs orbitaires et périorbitaires qui se font sentir aussitôt. Remarquons qu'au moment où la malade se présenta à la consultation il n'y avait que vingt-quatre heures qu'elle éprouvait ces douleurs et que cependant nous constatons des synéchies postérieures.

Le fait emprunté à Lawrence montre que l'indolence de la sclérite n'est pas toujours aussi absolue que sur les sujets soumis à notre examen : toutefois, même en ce cas, il n'y avait pas de douleur véritable mais simplement de la gêne causée par la lumière.

b. Dépôts d'urate de soude sur la sclérotique. — Dans les articulations ce sont surtout les ligaments articulaires qui deviennent le siège des tophus. La sclérotique qui offre tous les caractères d'un ligament jouit du même privilège. Dans son traité sur la goutte Garrod dit : « que l'inflammation des diverses parties de l'œil se rencontre de temps à autre chez les sujets goutteux. M. Charcot ajoute en note dans la traduction de cet ouvrage que nous devons à M. Olivier ; « Garrod a observé dans trois cas des dépôts d'urate de soude dans la sclérotique : ce qui ne laissait aucun doute sur la nature goutteuse de cette affection. »

IRIS ET CHOROIDE

Nous voici arrivé à la partie la plus facile de notre travail, l'existence des iritis goutteuses est depuis longtemps admise sans conteste et nous trouvons dans les Leçons de M. Charcot (1), les principales circonstances dans lesquel-

1. *Sur les maladies des vieillards.*

les elles surviennent. « De toutes les maladies oculaires qui ont été rapprochées de la goutte, celle qui mérite le mieux de se rattacher à cette diathèse est évidemment l'iritis. Lawence et Wardrop ont cité des faits dans lesquels l'alternance de l'iritis avec des accès de goutte bien caractérisés, ne pouvait être révoquée en doute. M. le professeur Laugier nous a communiqué une observation dans laquelle ce phénomène était parfaitement caractérisé. »

Le fait étant trop bien établi, nous ne croyons pas devoir citer les observations que nous avons pu recueillir : nous leur emprunterons simplement les particularités les plus intéressantes ;

1° *Fréquence.* — Et d'abord quel est leur degré de fréquence? C'est là un point jusqu'à présent inconnu, M. Galezowski dans ces trois dernières années en a observé quatorze cas chez des sujets goutteux, sept fois sur des hommes et cinq fois sur des femmes. Dans six de ces observations, l'iritis était unilatérale : chez les autres sujets elle était bilatérale.

2° *Mode de début.* — Comment surviennent-elles? Dans certains cas elles apparaissent dans le cours de la goutte, dans l'intervalle des attaques. Elles se distinguent alors par la fréquence des récidives. Mais il n'est pas rare de voir une iritis se déclarer, soit comme prodrome d'une attaque de goutte, soit à la suite de la disparition brusque de celle-ci, et constituer alors une métastase oculaire. Quelquefois elles sont consécutives à des opérations de cataractes goutteuses, comme le prouvent une observation que nous citons en parlant des irido-choroïdites et trois autres en traitant de l'opération de la cataracte ;

3° Ces iritis offrent-elles des caractères spéciaux. —
Selon un grand nombre d'auteurs, elles commencent par
une rougeur scléroticale de teinte livide. Mais dès le début
des ʼdouleurs périorbitaires se manifestent, douleurs
très violentes persistant huit ou dix jours. Quelquefois
il y a un peu d'œdème de la conjonctive autour de la
cornée.

De plus, des synéchies se formeraient très rapidement,
de telle sorte qu'il importe d'intervenir à temps par un
traitement convenable.

Quant à la forme de la pupille, Sichel père dit que de
ronde qu'elle était, elle devient transversalement ou per-
pendiculairement ovalaire : caractère qui a été rejeté par
les autres auteurs, la forme de la pupille dépendant de la
situation des synéchies. — Souvent, ainsi que le prouvent
les observations auxquelles nous avons fait allusion, il y a
de l'hyphéma dans la chambre antérieure : cela se voit
surtout dans les iritis consécutives à l'iridectomie.

4° Quelle est leur marche ultérieure ? — Selon Lawrence, les symptômes de l'iritis goutteuse finissent par
diminuer après avoir acquis un certain degré d'intensité.
L'œil recouvre son état naturel, même au cas où la maladie
paraissait fort grave au début et où l'iris avait contracté
des adhérences. Cette assertion nous semble trop extraor-
dinaire pour que nous ne nous permettions pas d'élever
quelque doute : plusieurs fois nous avons vu des synéchies
en empêchant le fonctionnement de l'iris, ce diaphragme
si important pour l'appareil diaphrique de l'œil, amener
des troubles de la vision, et cela d'autant mieux que l'exis-

tence de synéchies prédispose à de nouvelles récidives d'iritis, ainsi que l'a parfaitement établi de Græfe.

5° *L'iritis goutteuse a-t-elle une tendance à se circonscrire toujours de l'irido-choroïdite séreuse?* — Nous n'hésitons pas à répondre par la négative. Nous croyons que la choroïde est souvent atteinte soit par voie de propagation, soit simultanément. Car dans beaucoup d'observations d'iritis où tous les détails ont été notés, nous y lisons que l'inflammation de la choroïde l'a presque toujours accompagnée. Qu'on lise les travaux des auteurs qui les premiers ont bien connu les affections oculaires avant la découverte de l'ophtalmoscope. Qu'on parcoure les leçons de Sichel et le mémoire de Bourjot Saint-Hilaire sur l'*Ophtalmie arthritique* et le chapitre de Mackensie intitulé : *Ophtalmie arthritique*, et l'on verra que leurs descriptions se rapportent surtout à des irido-choroïdites avec phénomènes glaucomateux et quelquefois à des glaucomes proprement dits. Sichel allait même jusqu'à dire que jamais les divers tissus de l'œil ne se prennent d'ophtalmie arthritique, sans que la choroïde participe de l'inflammation. Il y a là toutefois une exagération sur laquelle les faits que nous avons cités nous dispensent d'insister.

Les études faites depuis la découverte de l'ophtalmoscope nous permettent d'arriver à la même conclusion. Lisez la clinique chirurgicale de Dolbeau, vous y trouverez le fait.

« D'un interne de l'Hôtel-Dieu, fils de goutteux, chez lequel une affection de l'œil fut remplacée par une fluxion de rhumatisme goutteux sur le genou. Cette affection de l'œil n'était autre qu'une irido-choroïdite.

Rappelons encore l'observation de M. Guéneau de Mussy, où nous voyons l'iris et la choroïde également atteints. Le Dr Denis dans sa thèse étudiant la nature de diverses variétés d'irido-choroïdites séreuses, en rapporte cinq qui doivent se rattacher soit à la goutte, soit au rhumatisme goutteux.

La première et la quatième il les a empruntées aux auteurs dont je viens de parler. La troisième est la suivante.

OBSERVATION XI

Irido-choroïdite de nature goutteuse.

Fournier âgé de 55 ans, atteint de goutte.

Sa vue avait commencé à baisser dès l'âge de 20 ans. A plusieurs reprises douleurs orbitaires et périorbitaires avec photophobie et injection de l'œil gauche. Guérison à la suite d'application de sangsues.

Cependant la vue baissait de plus en plus. Dès le début mouches volantes. Il y a dix ans il souffrait tellement de son œil gauche qu'il se décida à se laisser pratiquer l'iridectomie. Il resta soulagé de ses douleurs pendant trois ou quatre mois, mais la vue y a perdu.

Depuis, l'œil droit fut sujet à des poussées douloureuses plus fréquentes qu'à gauche. Sa vue baissa peu à peu. Les mouches volantes, au contraire, augmentèrent. Les douleurs devinrent très fortes. Iridectomie il y a six ans. L'acuité visuelle ne gagna rien, la vue a seulement diminué. Cependant de cet œil, le malade a un peu d'acuité quantitative au dehors, mais il ne peut rien distinguer. L'examen direct montre d'une façon manifeste les signes de l'irido-choroïdite.

Observation XII

Irido-choroïdite goutteuse.

P..., 44 ans, fils d'un père rhumatisant.

Vers l'âge de seize ans, l'œil droit commença à être douloureux à des époques irrégulières et rares, tout au plus quatre ou cinq fois par an. A chaque atteinte douleurs orbitaires et périorbitaires vives, photophobie. Les larmes lui paraissaient brûlantes, mais son œil était injecté, la vision momentanément disparue, revenait chaque fois que la douleur était passée, mais chaque fois avec un degré moindre d'intensité.

A dix-neuf ans, il reçut un petit coup dans l'œil droit. Cet accident n'amena qu'une gêne insignifiante, un peu de rougeur pendant deux ou trois jours : pas de diminution de l'acuité visuelle dans son œil déjà malade. Il ne suspendit pas son travail ; cependant dès ce moment soit traumatisme, soit autre chose, les douleurs ne tardèrent pas à éclater sur l'œil droit, se répétant d'une façon plus intense et plus fréquente qu'auparavant. Sa vue baissait aussi progressivement.

A 21 ans, il remarqua qu'à l'angle interne de son œil gauche, des vaisseaux se développaient ; il y sentait une douleur vive revenant par intervalles, chaque poussée durait 3 à 4 jours pour revenir toutes les six semaines environ pendant plusieurs mois. La vue n'éprouvait aucune diminution de ce côté. Quel que fût cet état morbide, il paraît tout à fait secondaire puisqu'il n'a que peu influencé l'état de la vision. Cependant quelque temps après, la vue commença à baisser dans cet œil.

En 1853, il consulta M. D... pour son œil droit dont il ne voyait guère et qui était toujours le siège de douleurs. Sans nous occuper du diagnostic qui fut alors porté, disons que l'iridectomie fut jugée nécessaire sur l'œil droit. Une première opération ne donna presqu'aucune vision, l'ouverture fut refermée trois jours après. Une deuxième faite à la partie interne donna un peu d'acuité. Cependant la vue de l'œil gauche baissait toujours et ne lui permettait que difficilement de se conduire. M. D... consulté à ce sujet conseilla de garder l'œil en cet état et d'attendre. En 1855, interrogé pour la même cause, M. D... lui fit mettre de la pommade au nitrate d'argent sur la conjonctive gauche. De plus, il l'électrisa pendant onze mois sans le moindre succès. Son œil était le siège de poussées aiguës et irrégulières comme sur l'œil droit.

En 1858, douleurs articulaires surtout aux membres inférieurs et aux mains. Depuis, douleurs erratiques dans les jambes. Torticolis. Lumbago.

En 1868, M. N... et de Graefe en ce moment à Paris, proposent l'iridectomie pour l'œil gauche. Refus du malade.

Voici l'état dans lequel je le vis au mois de mars 1873. Il ne se plaint que de quelques douleurs articulaires et de quelques poussées du côté des yeux. Sur les doigts, dépôts tophacés notables sur la face dorsale de l'articulation de la deuxième et troisième phalange. Aux gros orteils du pied nodosités manifestes. Jamais d'attaque franche de goutte. Mais à l'âge de 20 à 30 ans souvent des migraines, digestions quelquefois laborieuses.

Œil droit. — Porte les traces des deux iridectomies. Cornée peu nette laisse voir quelques vaisseaux développés. Globe oculaire assez mou avec perception oculaire en dedans permettant de distinguer une lampe baissée à la distance de cinq à six pieds, mais c'est insuffisant pour se conduire.

Œil gauche. — Il n'a subi aucune opération. Le globe porte les caractères ultimes de l'irido-choroïdite à la période de régression et l'on voit encore la place de la pupille obstruée par une synéchie totale. Le globe se ratatine, le corps vitré souffre dans sa nutrition. La rétine est décollée très probablement. La lumière d'une lampe promenée devant son œil n'est aperçue en aucune position. La compression sur le globe ne donne lieu qu'à de légers phosphènes à droite. Sur l'œil gauche le malade n'accuse aucune sensation.

L'auteur fait suivre cette observation des réflexions suivantes qui nous paraissent très justes : si l'on tient compte de l'état général du malade, de la marche lente de la maladie, du début insidieux et non douloureux sur l'œil gauche, il me paraît difficile de ne pas admettre une influence diathésique. En tout cas cet état a été complètement mis de côté, puisqu'aucun des médecins n'a institué un traitement général que paraissait demander la constitution du malade. Le léger traumatisme sur l'œil droit n'autorise pas davantage à voir sur l'œil gauche une influence sympathique qui d'ailleurs ne débute pas ainsi d'ordinaire.

OBSERVATION XIII

Empruntée à Abadie qui la rapporte tout au long dans son traité des maladies des yeux.

« Un de mes bons amis, M. X.... âgé de 42 ans, vient me consulter pour des douleurs et des troubles de la vue dans l'œil droit.

Iritis séreuse avec piqueté de la membrane de Descemet, traitée par instillations d'atropine, frictions mercurielles, ventouse Heurteloup à la tempe, pilules de sublimé à l'intérieur, pas d'amélioration. Alors l'iridectomie est pratiquée. Les accidents un moment enrayés reprennent leur marche. Trois mois après survint une amblyopie choroïdienne, et peu à peu toute perception lumineuse disparut.

A quelque temps de là, même affection dans l'œil gauche avec flocons de corps vitré. Un confrère appelé en consultation, conseille l'iridectomie. Je ne fus pas de cet avis. En cherchant avec soin je finis par découvrir du pityriasis sur la poitrine, Barin consulté vit là une manifestation arthritique. Traitement alcalin est institué sans résultat.

Charcot, à qui j'amenais ce malade, trouve des troubles gastriques et divers autres signes qu'il rattache à la goutte. Traitement par l'arsenic et la teinture d'iode. De plus de temps en temps application de pointes de feu, à la nuque. Puis à la Bourboule usage douches très chaudes. Dès lors la maladie marche rapidement vers la guérison.

En 1873, nouvelle poussée subaiguë d'irido-choroïdite séreuse, même traitement, même succès.

Observation XIV

Irido-choroïdite goutteuse tirée de la clientèle de M. Galezowski : il nous l'a rapportée dans sa clinique du 16 février, où nous l'avons recueillie.

Dame, âgée de 50 ans, goutteuse, bien qu'elle n'ait jamais eu d'attaque proprement dite, migraines fréquentes, dépôts rouge brique dans les urines. Son père et son grand'père étaient atteints de la goutte. Sa sœur a eu plusieurs attaques de la même affection.

Elle a eu cinq enfants; couches toujours normales.

Il y a cinq ans, elle eut sur l'œil droit une iritis qui a amené en peu de jours des synéchies si solides que les instillations d'une forte solution d'atropine prescrites par M. Galezowski qui fut appelé auprès d'elle un peu plus tard n'amenèrent aucun changement.

Les accidents d'irido-choroïdites commençaient à se déclarer : ils furent arrêtés par l'iridectomie qui fut pratiquée par M. Galezowski, jointe à l'usage des alcalins (salicylate de soude) et des sudorifiques. Deux ans plus tard se produit sur cet œil un décollement de la rétine qui résiste à toutes sortes de traitements. La vision y reste complètement abolie.

Au mois d'août dernier irido-cyclite très intense dans l'œil perdu. Douleurs orbitaires et périorbitaires très fortes, sensibilité très vive du globe surtout à la pression du niveau du cercle ciliaire. Des sangsues appliquées derrière l'oreille eurent raison des phénomènes principaux, mais la sensibilité resta tojours très vive sur le globe de l'œil, si bien que la malade ne pouvait y porter les mains, même pour les soins de sa toilette : fait dont nous trouvons l'explication dans l'altération du cercle ciliaire.

Au mois de janvier de cette année des flocons ont apparu dans l'œil sain. Etait-ce dû à la goutte ? Etait-ce un phénomène sympathique ? M. Galezowski se rattache à cette dernière hypothèse. Les deux influences pouvaient exister, mais selon lui, c'était surtout un phénomène sympathique dont l'origine devait être recherchée dans l'inflammation du cercle ciliaire de l'œil perdu : (l'on sait que l'irido-cyclite est une des formes les plus fréquentes de l'ophtalmie sympathiques). Un confrère mandé en consultation fut du même avis. L'énucléation de l'œil perdu fut dès lors pratiquée, les alcalins furent également prescrits ; à partir de ce moment les altérations sont arrêtées et ont rétrocédé dans l'œil gauche.

OBSERVATION XV empruntée au mémoire de Galezowski (1).

Cataracte goutteuse droite opérée sans accidents. Iritis consécutive. Iridochoroïdite sympathique dans l'autre œil, ayant nécessité l'énucléation de l'œil non opéré de cataracte.

Mme F..., âgée de 73 ans, demeurant à Sèvres, vint se faire opérer à Paris le 14 novembre 1879 sans accidents. Le quatrième jour la malade est prise d'une iritis avec hémorrhagie dans la chambre antérieure. Malgré le traitement antiphlogistique, et le traitement interne avec le calomel, le sulfate de quinine, l'iritis persiste. Peu à peu l'inflammation diminue mais la pupille est entraînée en haut et se trouve recouverte d'exsudation. Dans cet état la malade retourne à Sèvres et ne revient me voir qu'à la fin du mois de novembre ; et je constate une oblitération complète de la pupille avec disparition de toute rougeur. Mais à ce moment l'autre œil non opéré présente une injection très intense avec rétrécissement de la pupille, des synéchies postérieures. L'œil est très douloureux et la malade en souffre beaucoup. C'est une iritis sympathique. Je constate alors que la malade est dyspeptique et rhumatisante, elle a toutes les articulations de la main et des pieds gonflées et avec tophus. Le traitement anti-

1. *Recueil d'ophtalmologie*, 1880.

goutteux amène quelque soulagement, mais vers le mois de janvier les douleurs deviennent de plus en plus intenses. Le mal ayant pris de très grandes proportions, je me suis décidé à pratiquer une iridectomie dans l'œil non opéré de cataracte le 12 mars. Pendant un mois les choses allaient mieux, mais peu à peu la douleur augmenta, les douleurs revinrent de plus en plus intenses, au point qu'il y a eu nécessité de pratiquer l'énucléation de l'œil atteint d'une irido-choroïdite avec densité sensiblement augmentée, et dont la perception lumineuse avait sensiblement disparu.

C'est le 12 juillet dernier que l'énucléation fut pratiquée. Les suites de l'opération ont été on ne peut plus simples ; toutes les douleurs cessèrent dès les premières vingt-quatre heures ; la plaie se cicatrisa promptement, et la malade put retourner à la campagne dès le huitième jour après son opération. 10 août. La malade revient me voir, elle ne souffre plus, mais la pupille de l'œil opéré de cataracte reste toujours oblitérée par une cataracte secondaire qui a entraîné la pupille tout entière en haut. L'œil n'est point rouge ni sensible au toucher, la perception lumineuse est normale, et nous nous proposons de pratiquer dans trois ou quatre mois, une opération de la cataracte secondaire, mais après avoir fait subir préalablement à la malade pendant plusieurs semaines, un régime fortifiant, reconstituant, ainsi que le traitement antigoutteux par le salicylate de soude.

OBSERVATION XVI

Irido-choroïdite double goutteuse empruntée à Galezowski.

M. V., 60 ans, irido-choroïdite double ayant débuté par l'œil gauche. Des deux côtés un plus pâle adhérences pupillaires en bas, flocons du corps vitré. Du côté gauche où l'altération a commencé cristallin trouble avec décollement partiel probable. Examen ophtalmoscopique impossible. Depuis quinze ans, nombreuses attaques de goutte. L'affection oculaire a débuté il y a quatre ans après la disparition assez rapide de l'une d'elles.

Observation XVII

Atrophie à la suite d'irido-choroïdite goutteuse.

M. F., 48 ans. Rhumatisme goutteux depuis l'âge de 36 ans, dépôt de sable rouge dans les urines.

Atrophie de l'œil droit depuis 1871 à la suite d'irido-choroïdite encore sensible au toucher.

OEil gauche. Deux fois enflammé, atteint d'irido-choroïdite, chaque fois pendant deux mois.

Réflexions. — Hutchinson cite également quatre cas d'irido-choroïdites goutteuses (1).

Ces faits que nous pourrions encore multiplier, ne laissent subsister aucun doute sur la part considérable qui revient à la goutte dans le développement de ces irido-choroïdites séreuses.

Ils nous montrent l'affection tantôt s'installer d'une façon lente, insidieuse, tantôt avoir un mode de début des plus aigus avec douleur, photophobie, larmoiement, trouble de la vue, puis tous ces phénomènes cesser presque complètement. Ce qui peut faire croire à une iritis simple, si pendant la vie du sujet on ne peut poursuivre longtemps son observation.

Mais le mal n'est pour ainsi dire qu'endormi, des poussées aiguës se produiront plus tard, alternant avec des moments de tranquillité. Pendant les douleurs, l'œil s'injecte,

1. *Clinical lectures on a peculiar form of iritis accurs in the children of gouty parents* (The Lancet, 11 janvier 1873).

la vision se trouble, quelquefois même s'éteint tout à fait.

A quoi faut-il attribuer ces poussées? Est-ce exclusivement aux synéchies postérieures, ainsi que tend à l'admettre de Graefe? Pour notre part, partageant en cela l'opinion de Denis, nous ne le croyons pas. Ne voyons-nous pas en effet, dans l'observation XIII, l'iridectomie deux fois pratiquée ne pas arrêter la marche de l'affection? Les deux observations d'Abadie ne mettent-elles pas en parallèle d'une part, l'iridectomie qui s'attaque aux synéchies, et de l'autre, les médicaments anti-goutteux? Ceux-ci produisent la guérison, alors que la première reste sans effet. Et l'on ne peut mettre en cause une idiosyncrasie spéciale puisque les deux traitements ont été mis en usage chez le même sujet. La fin de l'observation pousse la démonstration jusqu'à la dernière évidence, puisqu'une nouvelle poussée sur l'œil gauche caractérisée par les mêmes symptômes a complètement disparu sous l'influence exclusive du même traitement général.

Les faits dans lesquels le traitement n'a pas été institué ne nous éclairent que trop sur la marche ultérieure de l'affection. A la suite de ces poussées douloureuses la vision baisse considérablement, des mouches volantes se montrent dans le champ pupillaire. Le corps vitré après n'avoir renfermé que des flocons, devient de plus en plus trouble. Le cristallin devient opaque. La cornée se trouble également. Inutile de dire que la vision est presque tout à fait, abolie, même d'une façon quantitative.

Ce qu'il y a de plus redoutable dans cette affection, c'est qu'après s'être localisée sur un œil, elle envahit l'autre ainsi que cela est noté dans toutes nos observations. A partir de ce moment les poussées douloureuses y surviennent alternativement, dans l'un et l'autre, tout en étant plus intenses sur l'œil le dernier atteint.

Terminaison. — L'affection, marchant toujours, va donner lieu à d'autres accidents très graves.

a. Phénomènes glaucomateux. — La sensibilité de l'œil devient de plus en plus considérable, des phénomènes glaucomateux se produisent. La rupture de la sclérotique ou de la cornée ne tarde pas à en être la conséquence.

b. Ophtalmies sympathiques. — Quelquefois il survient des phénomènes sympathiques sur l'œil du côté opposé (observations XIV et XV). Imiter alors la conduite de M. Galezowski, c'est-à-dire, après avoir donné inutilement des alcalins, pratiquer l'énucléation de l'œil définitivement perdu, est encore le parti le plus sage.

c. L'atrophie de l'œil s'observe quelquefois (observation XVII).

d. Décollement de la rétine. — C'est là un mode de terminaison des plus redoutables. Le mécanisme de sa production est facile à comprendre. Le corps vitré se liquéfie : des exsudats s'interposant alors entre la choroïde et la rétine, celle-ci se détache avec d'autant plus de facilité que rien ne la maintient plus appliquée contre la membrane vasculaire. Nous la voyons mentionnée dans trois cas sur sept observations : proportion assez forte. Nous n'avons pas à établir les signes à l'aide desquels on pourra la reconnaître. Qu'il nous suffise de dire qu'à partir de ce moment la vision est à peu près complètement abolie. Aussi, à ce moment, la médication générale ne pourrait guère qu'échouer et il ne faudrait pas se baser sur ce fait pour la taxer d'impuissante.

CHOROÏDITE ATROPHIQUE.

C'est de l'irido-choroïdite séreuse que nous venons de parler, mais la goutte n'exerce pas moins son influence sur cette autre forme de choroïdite que l'on appelle atrophique.

Voici le résumé de quelques-uns des faits les plus intéressants que nous avons relevés dans les notes de M. Galezowski.

OBSERVATION XVIII

M. C..., sous-préfet, 36 ans, famille goutteuse, lui-même atteint de cette affection depuis cinq ans. Pas de syphilis.

28 *janvier*. — Vient consulter pour une apoplexie partielle du corps vitré gauche depuis six mois, avec quelques épanchements dans le cercle ciliaire.

Au moment où les points noirs ont apparu dans son champ visuel, il avait des douleurs dans l'orteil ; maintenant elles siègent sur le genou. Traitement : 1° vésicatoire ; 2° salycilate de soude 2 à 5 gr.

7 *mars*. — Il va mieux, lit les caractères n° 2.

21. — Je constate vers le cercle ciliaire une plaque atrophique d'où est parti le sang.

OBSERVATION XIX

M..., 53 ans, myopie, se présente à moi le 5 février 1878.

Il offre quelques taches atrophiques dans la macula droite. Les lignes lui paraissent en zigzag, à la périphérie des deux yeux on trouve des atrophies choroïdiennes disséminées entourées de pigment. Champ visuel interne des deux yeux diminué. Goutte. Dyspepsie. Sable rouge dans les urines.

Observation XX

M..., 47 ans. Goutteux. Migraines fréquentes.
Choroïdite atrophique de la macula avec sclérite péricornéenne.
Traitement. — Atropine, ésérine. Trois vésicatoires. Salicylate de soude. Depuis le salicylate la douleur et la rougeur ont disparu.

Observation XXI

M..., 75 ans. Goutte depuis 40 ans.
Atrophie de la région de la macula droite depuis six ans, gauche depuis six mois.

Enfin nous trouvons cinq autres faits de choroïdite atrophique siégeant sur la macula avec flocons du corps vitré chez des dames goutteuses. Trois fois bilatérales et une fois unilatérales.

Cette statistique montre que cette forme de choroïdite est plus fréquente chez les goutteux que l'irido-choroïdite.

Quant à la symptomatologie, elle ne présente pas grand chose de spécial. A l'examen ophtalmoscopique elle se caractérise, comme on sait, par des taches circulaires à limites bien précises, sillonnées par les vaisseaux minces non encore atrophiés de la choroïde. A leur pourtour, on trouve du pigment soit en îlots isolés, soit sous la forme d'une collerette régulière.

Quant aux troubles fonctionnels, ils sont à peu près

nuls : à peine y a-t-il une certaine fatigue avec sensibilité un peu vive à la lumière : ils vont ensuite en augmentant à mesure qu'ils se rapprochent de la macula. Nous voyons que dans presque toutes les observations citées, cette partie est atteinte. Cela tient à ce que jusqu'à ce moment les sujets ne sont guère incommodés par les troubles de la vision. Quant aux symptômes qu'ils éprouvent alors, ils sont à peu près les mêmes que ceux que nous exposerons en traitant des exsudations de la macula.

Souvent les malades se plaignent de mouches volantes ou fixes devant les yeux : il y a en effet, souvent des flocons du corps vitré. L'observation XVIII nous apprend que ces flocons sont quelquefois constitués par du sang qui s'est épanché, à la suite de la rupture d'une plaque d'atrophie.

GLAUCOMES

Beer et Benedickt sont les premiers qui ont bien montré les relations qui unissent le glaucome à la goutte. Leurs conclusions ont été ensuite confirmées par les auteurs qui ont bien étudié cette affection. On trouve, en effet, dans la plupart de leurs observations, à l'article antécédents, des attaques de goutte.

A notre connaissance, Sichel père, est, de tous, celui qui s'est le plus attaché à démontrer ces rapports dans un mémoire inséré dans le tome VI (1) des *Annales d'oculisti-que*. Nous ne résistons pas au désir de citer une de ses

1. Année 1842.

observations qui nous paraît très intéressante et très pro-
bante.

Observation

Le sujet, fils d'arthritique et arthritique lui-même, avait des
manifestations non douteuses de la goutte : il se déclare un glaucome
dans son œil gauche, et immédiatement, on voit l'état général s'amé-
liorer. Cinq mois plus tard, il survient une nouvelle attaque de goutte
avec douleur dans l'un des genoux, la douleur disparaît, mais le lendemain, il y avait formation subite de glaucome dans l'œil droit.

Sur onze observations de son mémoire, il en est cinq qui
paraissent devoir se rattacher manifestement à la goutte.

Un peu plus tard, en 1861, M. Pamard disait dans sa
thèse si complète sur le glaucome : « Pour ma part, la
plupart des malades, atteints de glaucome, que j'ai observés
étaient manifestement arthritiques, et je serais très fortement
porté à admettre avec la plupart des Allemands, que le
*glaucome n'est qu'une manifestation locale de la maladie
constitutionnelle, l'arthritis.*

Dans la plupart des maladies d'yeux, ce point d'étiologie
est également mis en relief.

Mais ce n'est pas simplement pour le glaucome, en
général, que pareille influence a été signalée : on la retrouve
également dans ses diverses variétés, notamment le glaucome hémorrhagique.

M. Galezowski en cite une très belle observation dans
son traité. On sait que cette affection débute par des
hémorrhagies sur la rétine. Or, ajoute cet auteur, si la
maladie survient chez une personne goutteuse ou rhumati-

sante, et que le trouble de la vue au lieu de diminuer tende
à augmenter de plus en plus, il faut craindre alors l'apparition plus ou moins éloignée de phénomènes glaucomateux
graves qui ne céderont souvent à aucun moyen.

Le glaucome a une grande tendance à devenir bilatéral :
« l'existence d'un glaucome dans un œil est une menace
perpétuelle pour l'autre œil » (Pamard).

CRISTALLIN

a. — Nous savons déjà qu'il peut devenir le siège d'opacités à la suite d'iritis, ou même subir une désorganisation
variable consécutivement aux irido-choroïdites ou aux glaucomes si fréquents chez les goutteux.

b. — Mais la goutte a-t-elle une action directe sur la
production des cataractes ?

A cette question Bourjot Saint-Hilaire (1) n'hésite pas à
répondre qu'il va jusqu'à attribuer à cette cause le plus
grand nombre des cataractes capsulo-lenticulaires qui se
montrent chez les personnes âgées de quarante à soixante
ans, et qui ne peuvent être regardées comme de nature
sénile ni par les caractères objectifs ou subjectifs. Malheureusement il ne donne aucune raison de son opinion,
il ne cite aucune observation. Aussi la science n'était-elle
pas fixée sur ce point.

Depuis, la plupart des auteurs et surtout Lawrence ont
mentionné le fait de cataractes consécutives à des synéchies

____

1. Mémoire déjà cité.

postérieures : d'abord capsulaires, elles sont ensuite devenues lenticulaires.

Dans ces dernières années Hutchinson et Galezowski établissent qu'il y a des cataractes réellement liées à la goutte. Ce dernier a trouvé des sels uriques dans les cristallins des goutteux : et de plus dans l'espace de deux ans il a trouvé quatre-vingt-six cataractes, développées chez les personnes goutteuses ; proportion très-forte par rapport aux autres causes constitutionnelles.

Comme ces cataractes ne se forment que vers l'âge de **50** à **70** ans, elles sont ordinairement dures, nucléaires et ne se développent qu'avec une grande lenteur.

Elle présentera une consistance plus faible, demi-molle si c'est un sujet jeune qui est atteint.

Ces cataractes s'accompagnent d'iritis ou d'irido-choroïdites : ce qui constitue une grave complication.

CORPS VITRÉ

La fréquence des flocons du corps vitré dûs à la goutte, se déduit de ce que nous savons déjà des irido-choroïdites séreuses et des choroïdites atrophiques. On les observe aussi assez souvent avec les exsudations de la rétine, comme le montreront nos observations sur ce sujet. Enfin quelquefois ils existent sans être accompagnés d'une altération au moins appréciable des membranes profondes de l'œil, nous en connaissons trois cas observés par M. Galezowski.

Symptomatiquement ils donnent lieu à la présence devant l'œil de mouches volantes offrant des aspects divers : et en raison de la fréquence de ces flocons, il n'est pas étonnant que l'attention d'Aétius ait été attirée sur ce phénomène.

RÉTINE.

a. Exsudations de nature goutteuse sur la rétine. — Arrivé presqu'à la fin de notre travail si nous voulions établir un parallèle entre les localisations de la syphilis et de la goutte dans l'œil, nous verrions que l'une et l'autre paraissent avoir une grande prédilection pour certaines de ses membranes, la sclérotique, l'iris, la choroïde. La première porte également son action sur la rétine : les inflammations syphilitiques de cette membrane sont bien connues et acceptées de tous les auteurs. Les faits nous ont également démontré que la goutte peut y produire des altérations, parmi lesquelles nous citerons en première ligne les exsudations. Exposons d'abord les détails des observations.

Observation XXII (personnelle)

Exsudations sur la rétine avec flocons du corps vitré. Cause goutteuse. S... Eugène 45 ans, cultivateur à Mandres (Seine-et-Oise).

Père goutteux. Lui-même très sujet aux attaques de goutte depuis 1871. Pas de syphilis.

Au mois de novembre il eut une fièvre typhoïde et c'est à partir de cette époque que la vue s'est troublée. Il n'a jamais remarqué de rougeur dans ses yeux : il n'a jamais eu ni douleur ni photophobie. Cependant la lumière vive du soleil le fatigue beaucoup. Son acuité visuelle va en diminuant de plus en plus depuis cette époque. Il lit à

peine les caractères n° 2 de l'échelle Galezowski. Pas de daltnonisme :
il distingue bien toutes les couleurs, sauf le violet qui lui apparaît en
noir. Le champ visuel est bien conservé. Pas de photopsie.

Examen ophtalmoscopique. — On trouve sur les deux rétines des
exsudations blanc grisâtre. Ces taches du volume d'une tête d'épingle
ont en général une forme arrondie avec des contours irréguliers : elles
paraissent assez régulièrement disséminées le long des vaisseaux. De
plus il existe des flocons noirâtres du corps vitré à gauche.

Traitement. — Salicylate de soude 2 gr. par jour, friction avec on-
guent napolitain, injection de pilocarpine.

Au bout de quinze jours, le malade est revenu ; les taches persistent encore, toutefois elles semblent s'atténuer un peu. Il lit les caractères 1, 75. Pas d'autre phénomène notable à signaler.

OBSERVATION XXIII (personnelle).

Exsudations sur la rétine de nature goutteuse avec dépôts.

Mme Giraud, Marie, âgée de 40 ans, se présente le 31 janvier à la
consultation de M. Galezowski.

Son père était très sujet aux attaques de goutte. Elle-même a été déjà
atteinte plusieurs fois de rhumatisme goutteux aux mains et aux
pieds. Depuis son enfance, elle a très fréquemment des migraines.
Notons également l'insomnie dont elle se plaint depuis quelque temps.
Pas de syphilis.

Il y a trois ou quatre mois, après la disparition d'une attaque de
rhumatisme goutteux, elle a commencé à éprouver une certaine démangeaison dans l'œil. Son acuité visuelle a baissé, elle ne lit même plus,
nous dit-elle, qu'avec une très grande difficulté. Quand elle s'applique
à des travaux un peu délicats, comme la couture, la broderie, sa vue
se trouble rapidement ; la demangeaison devient plus intense. Il en
est de même de ses migraines qui se localisent du côté droit où siègent
les troubles oculaires. Elle éprouve une certaine difficulté à se conduire, surtout la nuit.

Nous ne constatons rien d'anormal dans les parties extérieures de l'œil. Elle ne lit que les caractères n° 6 de l'échelle Galezowski. Elle ne distingue ni le violet, ni le vert. La tension est égale dans les deux yeux et normale.

Œil droit.— A l'ophtalmoscope on constate sur la rétine des taches blanches à bords assez limités, offrant un reflet brillant, il semble qu'il y a aussi comme des dépôts de substance calcaire. Les vaisseaux rétiniens sont voilés par une sorte d'exsudation séreuse. Le long de ces vaisseaux on aperçoit de petites hémorrhagies.

Œil gauche. — N'a jamais servi à la vision, il est atteint d'astigmatisme mixte. L'examen ophtalmoscopique est extrêmement difficile.

Diagnostic. — Exsudation sur la rétine avec peut-être dépôts de substance calcaire.

Des purgatifs ont été prescrits, ainsi que salicylate de soude. La malade revenue au bout de treize jours n'éprouve qu'une très faible amélioration : ce que l'on conçoit facilement, si l'on songe combien il est difficile d'agir sur ces sels qui sont pour ainsi dire incrustés sur la rétine.

OBSERVATION XXIV

Exsudations sur la maladie de nature goutteuse.

Mme veuve Boucot, âgée de 71 ans, se présente à la consultation le 8 février.

Elle ne peut nous renseigner sur les maladies auxquelles étaient sujets ses parents.

Quant à elle, depuis son enfance, elle a, quatre ou cinq fois en moyenne par mois, des épistaxis assez abondantes. Elle a eu nombre de fois des sciatiques et des lumbagos : elle éprouve très souvent des douleurs musculaires sous forme de crampes, siégeant surtout dans les membres. Enfin, il y a huit ans, elle a eu pour la première fois une attaque de goutte des mieux caractérisées sur le pied droit. Depuis, des attaques du même genre se sont reproduites à plusieurs reprises. Sable rouge dans les urines. La malade n'accuse aucun antécédent syphilitique.

Elle avait toujours joui d'une excellente vue, lorsqu'il y a trois mois environ elle a éprouvé subitement une sensation de chatouillement dans l'œil droit. Alors elle ferme instinctivement l'œil gauche. Et elle est très frappée de voir qu'en examinant les objets avec l'œil apperté, elle en aperçoit seulement les bords, sans distinguer le centre. Mais jamais elle n'a éprouvé de douleur véritable. En cherchant à lire ou à coudre elle aperçoit une tache de couleur noire qui se place constamment sur l'objet qu'elle veut regarder. Cette tache est carrée et a des contours nettement accusés. La métamorphopsie n'est chez elle que très peu prononcée : les lignes droites ne lui paraissent avoir qu'une très légère courbure. Pas de micropsie. La conservation de la faculté chromatique est à peu près complète. Elle arrive à bien distinguer les diverses couleurs : mais pour le violet elle n'y parvient qu'après une certaine hésitation.

Examen ophtalmoscopique : 1° *œil droit.* — Les divers milieux et membranes de l'œil sont normaux ; mais sur la macula, il existe de petites exsudations blanchâtres, de forme arrondie et bien limitées ; pas d'altération du pigment choroïdien.

2° *Œil gauche.* — On y trouve également quelques taches exsudatives. Mais au lieu de siéger sur la macula, elles sont disséminées sur la rétine : c'est ce qui explique que la malade n'accuse pas, de ce côté, de troubles oculaires notables.

Traitement. — Purgatifs. Salicylate de soude 2 à 4 grammes par jour.

La malade qui est de Versailles revient le 25 *février.* La tache qu'elle avait devant son œil semble avoir un peu diminué à l'examen ophtalmoscopique. Les taches paraissent en voie de résorption, mais elles persistent encore d'une façon manifeste.

Observation XXV (*personnelle*).

Exsudations de nature goutteuse sur la rétine.

Adams Charles, âgé de 58 ans, inspecteur d'assurances, vient consulter M. Galezowski le 20 février.

Goutte héréditaire. Sœur également atteinte de goutte. Signalons le fait suivant assez curieux ; il présente depuis l'âge de 35 ans un tophus sur la gaine du fléchisseur du petit doigt de la main droite. Il n'a jamais eu la syphilis.

Il a une conjonctivite pour laquelle il est en traitement depuis le mois de décembre. Il a toujours eu une vue excellente jusqu'à ces derniers temps. Il y a un mois une attaque de goutte ayant subitement disparu, il a éprouvé une sensation d'éblouissement avec vertige intense, et est resté pendant quatre ou cinq jours atteint d'une amblyopie notable. Il lui était impossible de se livrer à la lecture, il ne distinguait pas bien les lettres. A certains moments il lui semblait voir passer devant ses yeux des lumières brillantes qui disparaissaient assez tôt. Depuis, la vue ne s'est améliorée que très médiocrement. Il ne lit que les caractères n° 4, mais il distingue très bien les couleurs les unes des autres. Pas de douleur dans l'œil, pas de fatigue notable par suite de la lumière.

L'examen ophtalmoscopique montre simplement dans les deux yeux des taches blanches disséminées sur la rétine, petites comme des têtes d'épingle avec des hémorrhagies le long des vaisseaux.

Le même traitement que dans les cas précédents a été institué. Le malade revient de temps en temps à la consultation. Il se produit une certaine amélioration, nous dit-il, mais qui n'est que très lente et très graduelle.

Le 10 mars, il peut lire les caractères n° 2. A l'examen les taches paraissent diminuer, leur teinte tend à se confondre avec celle de la rétine.

Voilà donc quatre faits dans lesquels nous observons des troubles de la vue avec exsudations spéciales sur la rétine, et tous les quatre sur des sujets atteints de goutte. Or, en recherchant dans le passé ou l'état général des malades, il est impossible de saisir aucune autre cause que cette diathèse goutteuse. Quoi donc de plus logique que de voir là plus qu'une coïncidence. Comme les auteurs n'ont peut-être pas suffisamment insisté sur cette forme de rétinite, nous croyons qu'il ne sera pas superflu d'exposer les signes de cette affection.

Nous voyons que le début est des plus lents et des plus insidieux : une sensation de chatouillement, de fourmillement, voilà ce dont on se plaint tout d'abord. Quelquefois cependant il faut noter une sorte d'éblouissement plus ou moins vif. Parfois son apparition coïncide avec la cessation brusque d'une attaque de goutte.

Le symptôme vraiment important c'est l'amblyopie qui existe d'ailleurs à un degré variable. En général, elle est assez prononcée. Les travaux exigeant une certaine acuité visuelle sont difficiles ou impossibles : il en est de même pour la lecture au moins sur des ouvrages imprimés en caractères ordinaires. Sur l'échelle Galezowski, nos malades n'ont pu lire que les caractères n° 6 à n° 3. Le daltonisme n'est pas aussi prononcé que la diminution de l'acuité visuelle. C'est surtout le violet que les malades n'ont pas su reconnaître. Parfois il existe en même temps des flocons de corps vitré.

Dans certains cas, il y a des troubles spéciaux, les objets semblent tordus et défigurés : les lignes droites paraissent courbes ou en zigzag. En même temps il y a perte subite de la vision centrale : ces sujets ne peuvent apercevoir le centre des objets ; enfin une tache noire de forme différente suivant les individus apparaît partout où ils portent leurs regards. Ces signes sont en rapport avec la localisation de l'exsudation à la macula.

À l'examen ophtalmoscopique on trouve des exsudations à contours bien limités du volume d'une tête d'épingle ou d'un grain de millet, plus ou moins éloignées les unes des autres, et situées sur le trajet des vaisseaux de la rétine.

En général elles existent dans les deux yeux, quoique plus nombreuses dans l'un d'eux. Dans un cas ces exsudations présentaient un reflet tout particulier avec de petites inégalités à la surface qui pouvaient faire penser à un dépôt calcaire.

Dans quels éléments de la rétine, siègent plus spécialement ces exsudations ? Est-ce dans la partie conjonctive et vasculaire ou dans les éléments nerveux ? Nous n'avons pas eu l'occasion de faire des dissections de ces rétines. Aussi posons-nous la question sans la résoudre.

Quelquefois on trouve, soit quelques petites hémorrhagies sans caractères bien tranchés, soit des flocons dans le corps vitré.

Quant à la marche de cette rétinite, elle est très lente et ne subit que peu l'influence du traitement. Ainsi chez presque tous les sujets soumis à notre observation, nous n'avons constaté qu'une très légère amélioration.

Ce à quoi cette affection ressemble complètement est la rétinite partielle dite idiopathique. Ceci nous prouve que dans bien des cas cette rétinite ne mérite pas ce nom auquel on peut substituer alors celui de goutteuse.

La rétinite albuminurique s'en rapproche beaucoup et par le développement lent de la maladie, et par son existence simultanée dans les deux yeux ; mais indépendamment de l'analyse des urines qui fournit des signes importants, nous trouvons dans la rétinite albuminurique :

Des apoplexies de la rétine à forme linéaire.

Des plaques graisseuses, une infiltration séreuse du nerf optique et ces exsudations de la macula qui lui sont pour ainsi dire spéciales.

La rétinite glycosurique se reconnaîtra d'abord par le fait de la présence de sucre dans l'urine. En outre les hémorrhagies de la rétine sont plus abondantes, elles le sont quelquefois tellement qu'elles se répandent dans le corps vitré et rendent impossible l'examen du fond de l'œil. Enfin des plaques blanchâtres, résultant de la dégénérescence graisseuse des éléments de la rétine la rapprochent plutôt de la rétinite albuminurique.

Mais l'affection qui selon nous se rapproche le plus de la rétinite goutteuse, c'est celle qui relève de la syphilis, mêmes exsudations, même siège variable, mêmes hémorrhagies sans caractère bien marqué, mêmes troubles fonctionnels. Et l'on ne peut pas se baser sur l'existence d'une iritis (à moins que celle-ci n'offre les caractères spéciaux qu'on lui a décrits, mais qui souvent font défaut) puisque la même affection est très souvent liée à la goutte.

L'état constitutionnel ou diathésique du sujet, les accidents qu'il aura présentés antérieurement, seront dans bien des cas les seuls éléments de diagnostic. Le traitement pourra également servir de pierre de touche.

Pour terminer ce que nous avons à dire de l'influence

de la goutte sur les affections de la rétine, disons que M. Galezowski a observé cinq cas d'apoplexie de cette membrane sur des sujets goutteux. Dans deux cas elles siégeaient sur la macula.

MIGRAINE OPHTALMIQUE

Dans son mémoire paru en 1878 (1) M. Galezowski a démontré que la migraine peut se localiser dans l'œil : c'est ce qu'il a désigné sous le nom de migraine ophtalmique. Les symptômes auxquels elle donne lieu varient suivant les sujets : ce qui permet de distinguer quatre variétés de cette affection.

a. Hémiopie périodique. *b*. Scotome étincelant. *c*. Amaurose migraineuse. *d*. Photophobie migraineuse.

Or, on sait combien la névralgie hémicrânienne est fréquente chez les goutteux. Aussi peut-on prévoir d'avance qu'ils doivent également être très exposés à sa localisation dans le globe oculaire.

Dans son mémoire cet auteur dit en effet, que cette affection apparaît souvent chez les personnes goutteuses, et en cite une observation très intéressante parce que le diagnostic de migraine ophtalmique était assez difficile à établir. Et dans ses cahiers nous relevons quatorze cas de migraine ophtalmique chez des goutteux, dont plusieurs ont été guéris à l'aide du salicylate de soude.

1. *Archives générales de médecine.*

ZONA OPHTALMIQUE

Nous ne saurions mieux faire que d'emprunter à M. le Dr Hybord (Albert) qui a si bien étudié le zona ophtalmique sous tous les rapports, quelques détails relatifs à l'étiologie de cette affection. M. Bazin, dit-il, décrivait un zona idiopathique, arthritique et herpétique. J'ai recherché si je trouvais dans le zona ophtalmique la confirmation des idées de l'éminent médecin de Saint-Louis ; et de fait plusieurs observations permettent de constater nettement l'influence de la goutte, et peut-être de la dartre et de l'herpétisme sur la production du zona. Quelques malades avaient été ou étaient depuis longtemps sujets à des migraines ; d'autres avaient des bronchites chroniques et de l'emphysème, de la dyspepsie habituelle, un psoriasis, un eczéma du cuir chevelu et enfin un malade de Bowmann eut, trois mois et demi après l'éruption, une attaque de goutte.

Ajoutons que puisque l'auteur admet l'influence de la goutte du moins dans certains cas, il aurait dû préconiser à l'endroit du traitement l'emploi des antigoutteux. C'est une lacune que nous signalons en passant.

Dans les cahiers de M. Galezowski nous relevons huit cas de zona ophtalmique qui étaient manifestement liés à la goutte.

TROUBLES DES FONCTIONS DES MUSCLES DE L'ŒIL

Les faits suivants que nous devons à M. Galezowski paraissent montrer que l'analogie entre les affections dues à la goutte et celles qui reconnaissent pour cause la syphilis, se poursuit jusque dans leur influence sur les fonctions des muscles de l'œil. On sait que la paralysie de la sixième, et de la troisième paires sont loin d'être rares dans le cours de la syphilis. Il semblerait qu'elles puissent être également produites par la goutte. Voici le résumé de ces observations.

Observation XXVI

Paralysie de la sixième paire droite.

M. W... âgé de 60 ans, atteint maintes fois de sciatiques, a eu de nombreuses attaques de goutte.

Il a depuis quinze jours une paralysie de la sixième paire droite. Impossible de saisir chez lui une des causes habituelles de ces paralysies telles que ataxie locomotrice, syphilis, refroidissement, tumeurs du cerveau ou de l'orbite, etc.

Observation XXVII

Paralysie de la sixième paire droite.

Mme... 65 ans, est tourmentée depuis longtemps par la goutte ou des gastralgies. Jamais d'autres maladies.

Au moment où elle vient me consulter, le 7 mars 1878, elle est atteinte depuis six jours d'une paralysie de la sixième paire gauche.

Traitement par le salicylate de soude et les transsudations. Le 22 avril, elle revient complètement guérie.

Observation XXVIII

Mydriase double. Paralysie de l'accomodation.

M. R... 48 ans. Depuis quelques années, atteint de goutte tous les trois ou quatre mois. Le 29 août 1879, la nuit, après la cessation d'une attaque, il a été pris d'une mydriase double, avec céphalalgie. Il y a paralysie de l'accomodation. Il ne peut lire qu'avec quatre dioptriques.

Dans deux autres observations, il s'agit de diplopie spasmodique du droit interne gauche et de paralysie du droit externe du côté droit.

Ces faits sembleraient donc montrer que la goutte peut produire divers troubles des fonctions des muscles de l'œil, tantôt paralysies à la sixième paire, tantôt diplopie par suite du spasme du droit interne, et enfin mydriase avec paralysie de l'accomodation (ou paralysie incomplète de la troisième paire).

Dans un cas seulement l'influence du traitement par les antigoutteux a été signalée et ces médicaments ont amené rapidement la guérison. Toutefois il semble nécessaire de faire de nouvelles recherches sur ce sujet. Le nombre des cas observés étant alors plus considérable, la question pourra être tranchée d'une façon définitive. Car on ne saurait encore se prononcer qu'avec une certaine réserve d'autant mieux que des paralysies musculaires goutteuses, siégeant sur d'autres parties du corps, sont tout à fait exceptionnelles, si toutefois elles ont jamais été observées.

TRAITEMENT

Les médications que nous allons conseiller doivent être mises en œuvre sans préjudice du traitement local qui d'ordinaire est employé dans les diverses affections sur lesquelles la goutte exerce son influence. Nous croyons même intéressant de faire connaître ici les moyens locaux qu'emploie M. Galezowski contre l'iritis chronique goutteuse, lorsque la poussée aiguë a cessé. Il recommande l'emploi de l'atropine pendant longtemps et à peu près dans les conditions suivantes : Instillations d'atropine pendant dix ou douze jours, puis cessation pendant le même temps. De nouveau, instillation pendant cinq ou six jours, puis cessation pendant douze ou quinze jours. Enfin instillation tous les mois pendant deux ou trois jours. Il n'a eu qu'à se louer dans ces cas de l'usage ainsi prolongé de ce collyre.

Quoi qu'il en soit, l'étude symptomatique que nous avons faite, laisse dégager les principales indications qui doivent dominer le traitement de ces affections goutteuses. Ces indications se tirent, en effet, des conditions dans lesquelles elles surviennent. A ce point de vue elles peuvent se diviser en deux catégories, comme les affections viscérales, reconnaissant la même origine. Dans certains cas ces accidents morbides surviennent brusquement, et constituent ce que les anciens appelaient d'une façon générale : « la goutte remontée ou métastase goutteuse. » Il en est d'autres dans lesquels ces affections s'établissent lentement, graduellement et offrent une marche chronique. Tels sont, par exemple, les sclérites, les scléro-kératites, certaines choroïdites, etc. Enfin, les opérations pratiquées sur les yeux de ces sujets présentent aussi certaines particularités qu'il est important de connaître.

a. La métastase goutteuse de l'œil. — Elle s'observe surtout pour certaines iritis, irido-choroïdites, quelques glaucomes. Indépendamment des médicaments employés en pareil cas, il faut surtout s'attacher à rappeler les manifestations de la maladie sur les articulations, par des applications réitérées de sinapismes ou de vésicatoires sur les jointures qui sont le siège d'élections de la fluxion goutteuse. Quelquefois leur apparition coïncide avec la disparition des hémorrhoïdes ou encore avec la cessation des menstrues, chez des sujets goutteux. Encore ici la meilleure ligne de conduite à suivre est de rappeler la fluxion habituelle par les moyens appropriés (sangsues au périnée, ou au haut des cuisses, purgatifs tels que l'aloès chez l'homme, chez la femme, tisane de safran, armoise, etc., en même temps antigoutteux surtout le salicylate de soude.

b. Affections chroniques. — C'est à la constitution générale du sujet qu'on doit surtout s'adresser.

Nous ne ferons que rappeler le traitement hygiénique qui consiste à régler l'apport et aider la combustion des matériaux de la nutrition (régime mixte plutôt végétal qu'animal... s'abstenir de gibier, crustacés, poissons, de tous les excitants, café, thé, etc.... Exercice).

Il n'entre pas non plus dans notre sujet de passer en revue les divers médicaments qui ont été conseillés dans le traitement de la goutte. Disons toutefois que ceux qui paraissent le mieux réussir sont le colchique, le sulfate de quinine, les préparations arsénicales, la teinture d'iode, mais avant tout les alcalins : parmi ces derniers, le salicylate de soude prescrit à la dose de 2 à 6 grammes semble mériter la première place. Dans beaucoup de nos observations on a pu en constater les excellents effets. Nous n'avons eu également qu'à nous féliciter de l'emploi du jaborandi ou mieux des injections de pilocarpine. On sait que cet alcaloïde est injecté sous la forme d'un sel (nitrate ou chlorhydrate) en solution dans l'eau, il ne faut pas dépasser comme dose initiale un centigramme ; on peut cependant, si l'on rencontre une résistance individuelle, en injecter 2 centigrammes.

Les résultats vraiment remarquables obtenus par les eaux minérales alcalines, chez quelques-uns des sujets qui font l'objet de nos observations, doivent faire préconiser leur emploi. Vichy, Carlsbad, Pougues, Vals, peuvent, dans ces cas, rendre de signalés services. En cas d'insuccès, comme les eaux chlorurées sodiques Wiesbaden, Kissingen, Kreasnach, sont plutôt recommandées dans les affections viscérales de la goutte, on pourrait envoyer ces sujets dans ces stations thermales. Comme nous n'avons pas d'observations sur ce point, on comprendra que nous entourions notre conseil d'une certaine réserve.

c. Opérations à pratiquer sur l'œil dans le cas d'affections goutteuses. — Nous aurons surtout en vue ici l'iridectomie et l'opération de la cataracte.

1° *Iridectomie.* — Lorsque l'état local n'exige pas une intervention immédiate, il est extrêmement prudent de modifier l'état général des sujets par les antigoutteux. Les observations d'irido-choroïdite ne nous montrent-elles pas la sagesse de ce précepte? Ne voyons-nous pas sur tel ou tel de ces sujets l'iridectomie, non-seulement ne pas amener la guérison, mais ne pas même enrayer le mal, lorsqu'ils ne prenaient pas en même temps des alcalins? Au contraire, le traitement général amène une guérison complète sur les individus qui n'avaient retiré aucun bénéfice de l'iridectomie. Il va de soi que ce traitement doit être employé assez tôt et non pas lorsque des lésions irréparables se seront produites. D'ailleurs, relativement à cette opération, nous renvoyons à ce que nous en avons déjà dit à l'article irido-choroïdite.

Peut-être l'iridectomie pratiquée seule peut-elle donner lieu aux mêmes accidents que lorsqu'elle est suivie de l'extraction du cristallin. Ce n'est là qu'une hypothèse infiniment plausible que nous ne pouvons toutefois étayer sur aucune observation. L'avenir démontrera sans doute qu'elle repose sur des fondements sérieux.

2° *Cataracte.* — William Budd (1) a le premier montré que quelquefois chez les goutteux, les bords de la plaie, quelque temps après l'opération, s'enflamment, se tuméfient et au lieu de se réunir par première intention, deviennent le siège d'une suppuration qui compromet le succès.

Mais c'est surtout un mémoire de M. Galezowski (1) qui a le mieux mis en lumière la nature et la marche des accidents. Citons ses observations.

1. *Library of medecine*, tome 5, page 213 (cité par Charcot, *Maladies des vieillards*).
2. *Recueil d'ophtalmologie*, 1880.

Observation XXIX

Cataracte goutteuse opérée sans accident. Iritis hémorrhagique survenue
le huitième jour. Guérison obtenue au moyen du salicylate de soude.

M. S..., âgé de 64 ans, habitant la Guadeloupe vient se faire opérer
par moi en juin 1880 d'une cataracte complète de l'œil gauche dont il
ne voyait plus depuis huit mois. Santé générale excellente. Œil rien
autre d'anormal, sauf dans l'œil droit cataracte nucléaire en voie de
formation.

L'extraction de la cataracte est pratiquée par mon procédé de
lambeau périphérique avec excision de l'iris sans aucun accident. La
pupille est très nette et la vue est bonne immédiatement après l'opération. Dès le lendemain nous constatons que la plaie se trouve
en une coaptation complète, la chambre antérieure est rétablie.
Le malade n'a pas beaucoup souffert à l'œil, mais il déclare avoir
beaucoup souffert de douleurs sciatiques à la jambe droite, pendant
toute la nuit. Ces névralgies lui sont habituelles, il les a éprouvées
déjà plusieurs fois dans ces dernières années, qnoique la dernière crise
date de deux ans. Injections hypodermiques de morphine tous les
soirs à la dose de 1 centig., ce qui le calme complètement pour toute
la nuit ; de plus comme il n'a pas de sommeil, je lui prescris le sirop
de chloral. Sous l'influence de ce traitement le malade se trouve
soulagé ; néanmoins les douleurs sciatiques revenaient au bout de deux
ou trois heures, après l'injection de morphine et surtout la nuit.

Le huitième jour après l'opération, l'œil qui paraissait guéri et la
vue complètement rétablie, est devenu un peu rouge, injecté, la chambre antérieure apparaissait un p⸱ louche, c'était une iritis. Malgré l'application de sangsues à la tempe, le sulfate de quinine et les purgatifs
nous n'obtenions point d'amélioration. L'instillation de collyre d'atropine parut aggraver le mal, et provoqua les douleurs. L'ésérine ap-
porta quelque soulagement, mais l'injection sclérolicale tendait plutôt
à augmenter ainsi que l'exsudation dans la pupille. En cherchant alors

dans les antécédents du malade quelques indices, j'ai trouvé qu'il avait eu des accidents syphilitiques il y a vingt ans; cela m'avait décidé de soumettre le malade au traitement mixte par les pilules de protoiodure et par l'iodure de potassium, mais je me suis aperçu bientôt que la cause du mal était ailleurs. Et en effet l'iritis ne s'arrêtait point, l'affection était de nature goutteuse. Le malade avait quelques atteintes de goutte régulière, puis vinrent les douleurs sciatiques. Prenant en considération toutes ces circonstances je lui ai prescrit le salicylate de soude, d'abord à la dose de 2 grammes par jour, et puis je l'ai porté successivement à la dose de 3, 4, 5 grammes. Ce n'est qu'à partir de cette dernière dose que le mieux très sensible est survenu dans l'état de l'œil opéré; à peu près vers le 25 juin, la pupille s'est dégagée, et la vue est revenue quoiqu'incomplète; car il existe une légère pellicule capsulaire dans la pupille.

<h3 style="text-align:center">Observation XXXII</h3>

Cataracte opérée à gauche, suivie d'iritis le sixième jour. — Diathèse
goutteuse. — Cataracte secondaire.

M. B..., 50 ans, cultivateur des environs de Paris, est atteint d'une cataracte double complète à gauche. Le 15 juillet 1880 il vint pour se faire extraire la cataracte gauche. Après la dilatation de la pupille par l'atropine on voit la cataracte blanche grisâtre avec un petit noyau central de coloration plus foncée. Quelques stries sont visibles à la surface, c'est une cataracte demi dure. Les phosphènes existent. L'opération se fait sans accidents. Le malade distingue parfaitement les objets qu'on lui présente. Après l'opération, bandeau légèrement compressif arrosé d'une solution froide boratée. Le lendemain, la plaie est en parfaite coaptation. La pupille est très nette.

Le 17. — La cicatrisation s'accentue.

Le 18. — Le malade est pris dans la nuit de forts maux de tête, qu'aucune cause n'explique, car la plaie se cicatrise régulièrement et *l'iris ne présente aucune trace d'inflammation.* Néanmoins on ap-

plique six sangsues à la tempe. Elles calment les douleurs momentanément, mais dans la nuit du 19, elles reviennent tout aussi intenses
avec leur summum dans la région périorbitaire. Le 20, au matin, on
voit un chémosis séreux au pourtour de la cornée. L'injection périkératique devient plus intense, l'iris est plus foncée, la pupille est
nette. C'est un commencement d'iritis. On applique de nouveau des
sangsues... scarifications sur le chémosis... frictions périorbitaires avec
la pommade mercurielle belladonée. Rien n'y fait, les douleurs persistent et augmentent. L'iritis ne fait cependant pas de progrès. La
pupille est toujours transparente et large.

On recherche alors si le malade n'a pas d'antécédents syphilitiques ;
devant ses réponses peu catégoriques, on le soumet à l'iodure de potassium, trois grammes par jour, mais trois jours après, il n'y a pas
d'amélioration. Tout au contraire, les douleurs sont plus vives, le
malade ne dort plus, on lui fait des injections de morphine, M. Galezowski l'interroge alors sur ses antécédents arthritiques, et comme le
malade raconte que plusieurs fois déjà, il a eu des accès goutteux, on
lui prescrit le salicylate de soude, 3 grammes par jour d'abord,
puis successivement 4 et 6. Trois jours après, tout est pire, les douleurs ont cessé, petit à petit tous les symptômes cessent, et le
malade sort le 30 juillet.

12 *août*. — L'examen de la pupille démontre que ses deux tiers
sont recouverts d'une légère pellicule qui n'est autre que la capsule
opaque. On se décide à pratiquer le jour même un débridement. La
pupille s'est dégagée complètement, et le malade, au bout de deux
jours, a pu quitter la Clinique, sans avoir éprouvé d'autres accidents
inflammatoires.

24 *août*. — L'œil est un peu rouge ; néanmoins son acuité visuelle
est très bonne.

Gaute

Observation XXXIII

Cataracte goutteuse. — Extraction suivie d'une iritis grave. — Cataracte
secondaire opérée. — Guérison.

M. B..., âgé de soixante ans, est d'une famille goutteuse et elle-
même présente des engorgements articulaires dans tous les doigts des
deux mains. Pendant trois ans elle a éprouvé des douleurs dans les genoux, mais aujourd'hui elle marche bien et n'y ressent aucune gêne.
Son père était goutteux et avait été atteint de la cataracte dans les deux
yeux. Depuis 1875 la malade avait éprouvé des troubles de la vue
qui étaient dus aux opacités cristalliniennes. Vers la fin de 1879, ayant
perdu complétement la vue de l'œil gauche elle se décida à subir l'opération de la cataracte. C'est le 15 avril 1880 que j'ai pratiqué son
extraction à ma Clinique par mon procédé et sans aucun accident.
Pendant les deux jours qui suivirent l'opération la malade n'avait
éprouvé aucune douleur, mais le troisième jour l'œil devint rouge, la
chambre antérieure se troubla. Il s'agit d'une iritis que rien ne faisait
pressentir. L'application de sangsues à la tempe et le sulfate de quinine semblent apporter un arrêt dans l'inflammation ; mais au bout
de huit jours, nouvelle recrudescence ; les douleurs deviennent très intenses, un chémosis séreux indique une grande gêne de la circulation ; de plus on voit apparaître du sang dans la chambre antérieure.
C'est un indice pour moi que l'iritis est de nature goutteuse et nous
administrons salicylate de soude, 2 à 6 gr. par jour. Ce traitement
est suivi pendant quatre semaines, avec une légère amélioration,
mais, dans la cinquième semaine, il survient une nouvelle rechute,
qui est arrêtée, facilement cette fois par une application de cinq sangsues et par quelques scarifications péricornéennes.

La guérison de cette iritis n'a eu lieu que vers le 15 juin, mais il
en est résulté une cataracte secondaire épaisse qui obstrua totalement la
pupille. Le 22 juin, j'ai pratiqué un débridement de la cataracte se-

condaire adhérente à la pupille au moyen de mon aiguille serpette, et huit jours après la malade se trouva complètement guérie.

11 août. — A l'examen ophtalmoscopique se constate une transparence complète des milieux de l'œil. L'acuité visuelle est normale.

Réflexions. — Ces faits joints à l'observation déjà citée en parlant des irido-choroïdites nous offrent de nombreux enseignements.

En raison de l'état général la plaie est entravée dans sa marche vers la cicatrisation par des accidents inflammatoires qui font défaut à l'état normal.

Quand débutent ces complications ? Nous voyons que ce n'est que du troisième au huitième jour après l'opération, c'est-à-dire au moment où la plaie se trouve presque réunie et où il semble qu'on puisse compter sur un succès complet.

En quoi consistent-elles ? C'est une iritis avec hyphœma. Iritis débutant par une injection périkératique avec chémosis séreux et trouble léger de la pupille, en même temps que se produisent des douleurs périorbitaires. Ce qui montre l'influence de l'état général c'est que les divers moyens locaux tels que atropine, ésérine, compresses chaudes, ou froides si efficaces d'ordinaire, restent ici sans résultat. L'inflammation redouble d'intensité. Le sang s'épanche dans la chambre antérieure, tantôt s'accumulant à la partie inférieure et formant là comme une sorte de lunule rougeâtre, tantôt suspendu dans l'humeur aqueuse et rendant celle-ci un peu rousse et louche. Cette transudation sanguine provient évidemment des vaisseaux de l'iris ou du cercle ciliaire : et on ne la voit guère se produire que chez les goutteux.

Ces épanchements de sang ne rappellent-ils pas les théories de divers médecins anglais relatives aux rapports qui unissent la goutte à l'hémophobie? On sait que suivant Gonsbruch, Elsasser, et Vasse il existerait un lien de parenté très étroit entre ces divers états constitutionnels. Ces faits ne donnent-ils pas une certaine valeur aux arguments suivants qu'invoquent ces auteurs? 1° La tendance aux hémorrhagies graves ou hemophiliques n'a été observée que chez les individus dont les parents ou les grands parents ont souffert de la goutte ; 2° la goutte a une influence manifeste sur la constitution du sang et sur la texture des vaisseaux et l'accès paraît être parfois la cause directe de l'hémorrhagie. Il y a là un rapprochement qu'il nous a paru intéressant de présenter, mais sur lequel nous ne voulons pas insister outre mesure.

Quoi qu'il en soit ces observations mettent en regard les uns des autres les effets des moyens locaux et du traitement général antigoutteux. Les moyens locaux n'amènent qu'un résultat nul et quelquefois même qu'une tendance à accroître les douleurs. Le traitement général produit une grande amélioration et quelquefois une guérison rapide.

Mais ce n'est pas tout, M. Verneuil a montré bien des fois que le traumatisme réveille la diathèse qui était pour ainsi dire endormie et fait éclater ces manifestations. Le malade de la Guadeloupe n'en offre-t-il pas un nouvel exemple? Avant l'opération pas de souffrances ; et voilà la que nuit suivante il déclare avoir beaucoup souffert de douleurs sciatiques à la jambe droite. Ces douleurs, il est vrai, lui étaient habituelles, mais la dernière crise datait déjà de deux ans. De plus l'iritis qui s'est déclarée chez ce malade le huitième jour et chez la malade de l'observation suivante le cinquième jour ne doit-elle pas être considérée comme due à la goutte mise en mouvement et attirée à l'œil par le traumatisme. Ces faits ne remettent-ils pas en mémoire cette observation de M. Verneuil (1) dans laquelle un coup, en apparence léger, détermina une névralgie des plus douloureuses, névralgie qui n'était que l'expression de la diathèse goutteuse dont cette dame était atteinte et qui ne se traduisit par des symptômes articulaires que plusieurs années après.

M. Verneuil a également insisté sur ce fait que deux diathèses peuvent être réunies sur un même sujet et faire sentir leur influence sur les affections locales soit ensemble, soit séparément : il importe alors de les traiter l'une et l'autre. C'est ce qui a été fait chez MM. Bets chez lesquels la syphilis pouvait être mise en cause et qui était atteint de diathèse goutteuse. Le traitement antisyphilitique n'ayant pas produit d'amélioration notable, on a eu recours aux antigoutteux et l'on n'a eu qu'à se louer de cette excellente pratique.

1. *Mémoire sur les névralgies traumatiques précoces.*

CONCLUSIONS

Les faits exposés dans notre thèse nous permettent de résumer ainsi l'influence de la goutte sur les affections et opérations de l'œil.

1. — *Les paupières* peuvent devenir le siège de tophus, d'un gonflement spécial apparaissant et disparaissant très rapidement, de phénomènes simulant une attaque de goutte et peut-être de blépharites? semblables à celle des scrofuleux.

2. — *La conjonctive* peut être atteinte de plusieurs façons : on y a observé des dépôts d'urate de soude. La conjonctivite aiguë se range quelquefois parmi les prodromes de l'attaque de goutte. Ailleurs ce sont des conjonctivites rebelles qui se lient à ce même état constitutionnel : enfin celui-ci peut prolonger la durée de certaines ophtalmies.

3. — Sur la cornée on observe soit des leucomes de nature calcaire, soit des kératites ponctuées se rattachant également à la goutte.

4. — *Sclérotique*. On voit souvent soit une périsclérite, soit une sclérite simple ou avec kératite (scléro-kératite) goutteuse. Des dépôts tophacés peuvent aussi se faire dans la sclérotique;

5. — L'influence de la goutte sur le glaucome est depuis longtemps admise : le glaucome hémorrhagique n'échappe pas à la règle, si bien que lorsque les hémorrhagies viennent

à se produire sur la rétine d'individus goutteux, il y a beaucoup à craindre de le voir souvenir.

6. — L'iritis est très fréquemment liée à la goutte : elle se distingue maintes fois par les particularités suivantes : rougeur livide un peu de gonflement autour de la cornée, formation rapide de synéchies, et quelquefois hyphœma.

7. — Il existe certainement des cataractes de nature goutteuse (dépôt d'urate de soude dans le cristallin) : elles sont très fréquemment compliquées de synéchies.

8. — Il existe une rétinite goutteuse ressemblant beaucoup à certaine rétinite syphilitique.

9. — Rappelons rapidement l'influence de la goutte sur les flocons du corps vitré, les apoplexies de la rétine, la migraine et le zona ophtalmiques.

10. — La goutte paraît pouvoir produire des troubles des fonctions musculaires consistant tantôt en paralysies de la troisième et de la sixième paire, ou simplement en de la mydriase.

11. — Beaucoup de ces affections après être localisées sur un œil viennent envahir l'autre au bout d'un temps assez long, de quelques mois au moins.

12. — Cette étude montre l'importance du traitement qui doit, suivant les circonstances, consister tantôt à rappeler la fluxion goutteuse vers les pieds, tantôt à administrer les antigoutteux, sans préjudice, au moins dans la plupart des cas, des moyens locaux usités contre les diverses affections.

13. — Les faits démontrent que souvent l'iridectomie, quoique parfaitement indiquée par l'état local, reste sans résultat dans des affections où les antigoutteux réussis-

sent à merveille. C'est là un enseignement dont il faut tenir compte.

L'opération de la cataracte chez les goutteux peut produire quelque manifestation de la diathèse sur l'œil ou sur un point éloigné de cet organe : elle peut se compliquer du troisième au huitième jour d'une inflammation des bords de la plaie, et d'une iritis avec hyphœma. Le traitement anti-goutteux amène la guérison alors que les moyens locaux restent sans résultat.

Imprimerie A. DERENNE, Mayenne. — Paris, boulevard Saint-Michel, 52.

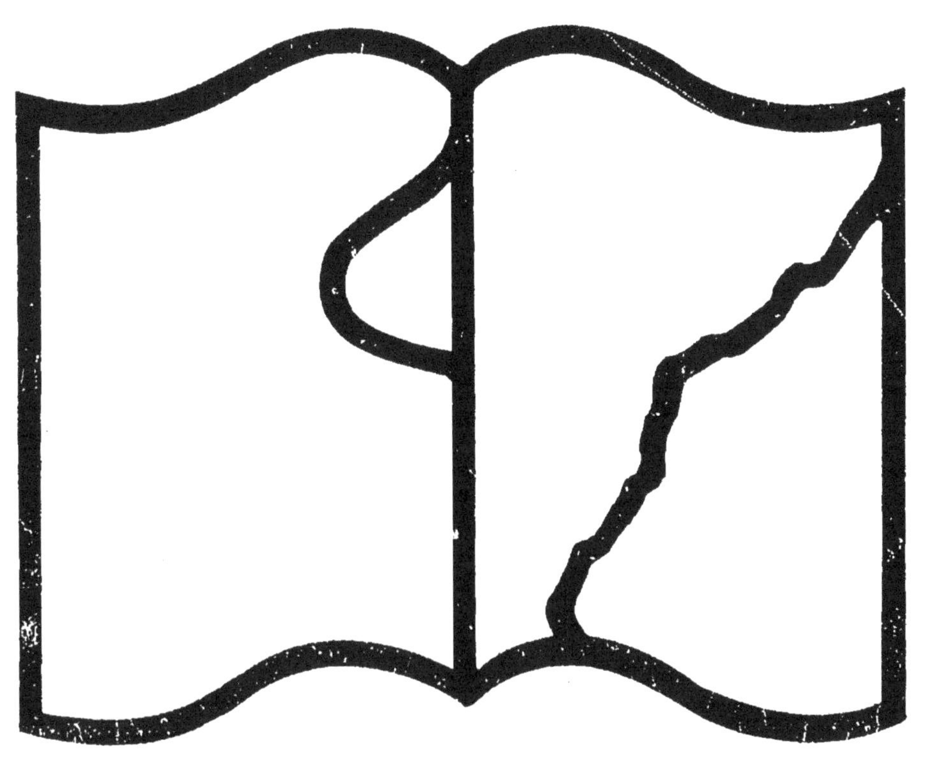

Texte détérioré — reliure défectueuse

NF Z 43-120-11

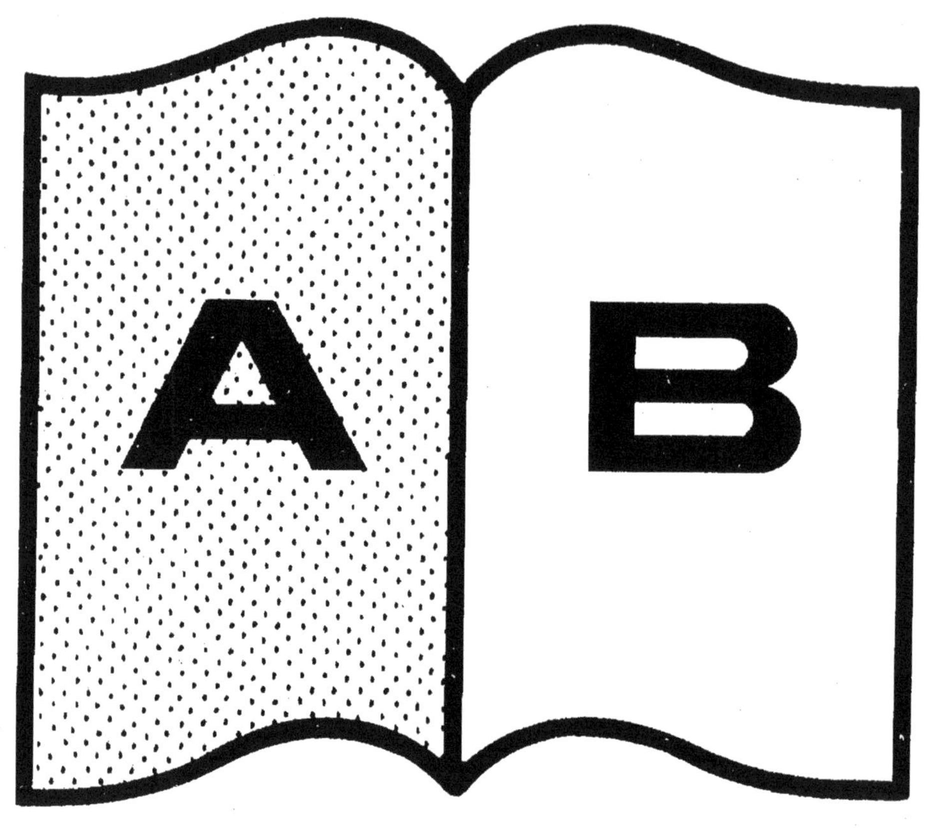

Contraste insuffisant

NF Z 43-120-14

www.ingramcontent.com/pod-product-compliance
Ingram Content Group UK Ltd.
Pitfield, Milton Keynes, MK11 3LW, UK
UKHW020949140726
13695UKWH00003B/1301